U0208410

# 临床肿瘤防治技术实践

范　锋◎著

汕头大学出版社

图书在版编目（CIP）数据

临床肿瘤防治技术实践 / 范锋著 . -- 汕头 ： 汕头
大学出版社，2022.9
ISBN 978-7-5658-4816-2

Ⅰ . ①临… Ⅱ . ①范… Ⅲ . ①肿瘤－防治 Ⅳ .
① R73

中国版本图书馆 CIP 数据核字（2022）第 182500 号

**临床肿瘤防治技术实践**

LINCHUANG ZHONGLIU FANGZHI JISHU SHIJIAN

作　　者：范　锋
责任编辑：陈　莹
责任技编：黄东生
封面设计：中图时代
出版发行：汕头大学出版社
　　　　　广东省汕头市大学路 243 号汕头大学校园内　邮政编码：515063
电　　话：0754-82904613
印　　刷：廊坊市海涛印刷有限公司
开　　本：710mm × 1000 mm　1/16
印　　张：8.5
字　　数：160 千字
版　　次：2022 年 9 月第 1 版
印　　次：2023 年 1 月第 1 次印刷
定　　价：98.00 元
ISBN 978-7-5658-4816-2

# 前　言

　　肿瘤是严重危害人类健康的一类疾病。肿瘤是指机体在各种致病因素作用下，局部组织的细胞在基因水平上失去对其生长的正常调控，导致细胞异常增殖而形成的病变。按生物学特性及对身体的危害程度分三大类型：良性肿瘤、恶性肿瘤以及介于良性和恶性之间的交界性肿瘤。恶性肿瘤根据其组织来源可分为两类："癌"，即上皮组织来源的恶性肿瘤，以血运转移为主；"肉瘤"则是来源于间叶组织的恶性肿瘤，以淋巴道转移多见。除肿瘤本身的持续生长外，恶性肿瘤还可侵犯邻近正常组织并经血管、淋巴管等转移到其他部位，转移是肿瘤致死的主要原因之一。

　　肿瘤是一类古老的疾病，又与现代化进程密切相关。恶性肿瘤的发现可以追溯到 3000 年前。然而直到显微镜应用后，现代肿瘤学才得以建立并逐渐形成目前的科学体系。随着现代医学的进步，恶性肿瘤的治愈率逐渐提高，然而恶性肿瘤的发病率及死亡率依然形势严峻。世界卫生组织公布，全世界每年罹患癌症人数大幅度增长，至今每年检验出的新增癌症病人数已经超过 1400 万名。恶性肿瘤已在我国城乡居民的死因中排第一位。如果不采取有效措施，未来恶性肿瘤"灾情"将愈演愈烈。

　　肿瘤学在未来的发展中，应贯彻以预防为主、早期诊断、早期治疗的方针。阻断肿瘤发生的始动环节，寻找有效控制肿瘤的分子靶点，并针对靶点精准治疗；同时，对各种肿瘤治疗手段综合应用、优化组合，在不同阶段上实现对肿瘤的全面控制，达到降低肿瘤的发病率和死亡率的目的。

　　全书共分七章，具体内容包括：第一章概论；第二章肿瘤病理学诊断；第三章临床肿瘤影像学诊断；第四章肿瘤标志物诊断；第五章肿瘤的临床诊断和评估；第六章肿瘤的外科治疗；第七章肿瘤放射治疗。

由于作者水平所限，书中难免存在缺点和不足，恳请同行专家及广大读者予以批评指正，以便再版修改补充。

作　者

2022 年 3 月

# 目　录

第一章　概　论 ……………………………………………………………… 1

　　第一节　肿瘤学的发展简史 ………………………………………………… 2

　　第二节　肿瘤学的研究及发展 ……………………………………………… 4

第二章　肿瘤病理学诊断 …………………………………………………… 10

　　第一节　概　述 ……………………………………………………………… 10

　　第二节　肿瘤的病理学诊断方法 ………………………………………… 14

　　第三节　肿瘤病理学诊断技术 …………………………………………… 21

第三章　临床肿瘤影像学诊断 …………………………………………… 31

　　第一节　概　述 ……………………………………………………………… 31

　　第二节　影像诊断技术及检查方法 ……………………………………… 32

　　第三节　常见肿瘤的影像学检查方法 …………………………………… 37

第四章　肿瘤标志物诊断 …………………………………………………… 44

　　第一节　概　述 ……………………………………………………………… 44

　　第二节　肿瘤标志物的分类 ……………………………………………… 47

　　第三节　肿瘤标志物的临床应用 ………………………………………… 55

第五章　肿瘤的临床诊断和评估 ………………………………………… 64

　　第一节　肿瘤的临床诊断 ………………………………………………… 64

　　第二节　肿瘤的治疗相关评估 …………………………………………… 73

　　第三节　肿瘤病人的随访 ………………………………………………… 80

**第六章　肿瘤的外科治疗** ································· 83

　第一节　概　述 ······································· 83

　第二节　肿瘤的外科治疗原则 ························· 84

　第三节　肿瘤的外科治疗 ····························· 89

　第四节　肿瘤外科的手术分类 ························· 91

　第五节　外科手术为主的综合治疗模式 ··············· 96

**第七章　肿瘤放射治疗** ······························ 101

　第一节　概　述 ····································· 101

　第二节　肿瘤放射物理学 ····························· 101

　第三节　放射生物学 ································· 118

**参考文献** ·········································· 129

# 第一章 概 论

　　肿瘤是严重危害人类健康的一类疾病。肿瘤是指机体在各种致病因素作用下，局部组织的细胞在基因水平上失去对其生长的正常调控，导致细胞异常增殖而形成的病变。按生物学特性及对身体的危害程度分三大类型：良性肿瘤、恶性肿瘤以及介于良性和恶性之间的交界性肿瘤。恶性肿瘤根据其组织来源可分为两类："癌"，即上皮组织来源的恶性肿瘤，以血运转移为主；"肉瘤"则是来源于间叶组织的恶性肿瘤，以淋巴道转移多见。除肿瘤本身的持续生长外，恶性肿瘤还可侵犯邻近正常组织并经血管、淋巴管等转移到其他部位，转移是肿瘤致死的主要原因之一。

　　肿瘤是一类古老的疾病，又与现代化进程密切相关。恶性肿瘤的发现可以追溯到3000年前。然而直到显微镜应用后，现代肿瘤学才得以建立并逐渐形成目前的科学体系。随着现代医学的进步，恶性肿瘤的治愈率逐渐提高，然而恶性肿瘤的发病率及死亡率依然形势严峻。世界卫生组织公布，全世界每年罹患癌症人数大幅度增长，至今每年检验出的新增癌症病人数已经超过1400万名。恶性肿瘤已在我国城乡居民的死因中排第一位。如果不采取有效措施，未来恶性肿瘤"灾情"将愈演愈烈。

　　肿瘤学在未来的发展中，应贯彻以预防为主、早期诊断、早期治疗的方针。阻断肿瘤发生的始动环节，寻找有效控制肿瘤的分子靶点，并针对靶点精准治疗；同时，对各种肿瘤治疗手段综合应用、优化组合，在不同阶段上实现对肿瘤的全面控制，达到降低肿瘤的发病率和死亡率的目的。

# 第一节 肿瘤学的发展简史

在我国古代，有文字记载时便有对肿瘤的叙述。殷墟出土的 3500 年前的甲骨文中已出现"瘤"字的记载，即"对血聚为瘤，留聚不去之意"。我国最早的医书《黄帝内经》中记述了一些肿瘤的病状和治疗方法，如"肠覃"（可能为现代的肠癌）、"石瘕"（可能为现代的甲状腺癌）、"乳岩"（可能为现代的乳腺癌）等。直至公元 1170 年，宋代的《卫济宝书》第一次应用"癌"字来描述恶性肿瘤。"癌"字中的"嵒"意为山岩，用来形容恶性肿瘤形状及坚硬程度好似山岩。此后，宋、元朝的医学家均用"岩"及以上词来指恶性肿瘤。直至明代才真正开始广泛应用"癌"字特指恶性肿瘤，并沿用至今。

祖国医学书籍中关于肿瘤诊治的论述很多。在现代肿瘤学中，中医药仍然具有其独特的地位与作用。很多广泛应用的抗肿瘤药物便来源于中药材，如羟喜树碱就是植物喜树中提取的一种生物碱，其属细胞周期非特异性药物，作用位点是 DNA 拓扑异构酶，可导致癌细胞停止分裂进而死亡，对大肠癌、卵巢癌、肺癌等具有较好的疗效。紫杉醇是从短叶紫杉或我国的红豆杉的树皮中提取的有效成分，能够促进微管聚合，抑制微管解聚，使细胞的纺锤体失去正常功能，有丝分裂停止，对卵巢癌、乳腺癌、肺癌等疗效独特。

在西方医学中，几乎自医学史之始，即有关于肿瘤的记载。在公元前 1500 年，埃及不仅明确描绘了肿瘤，还用砷化物油膏对有溃疡的肿瘤进行了治疗。公元前 460—公元前 370 年，希波克拉底（Hippocrates）对肿瘤已有了比较明确的描述，发现恶性肿瘤形状似螃蟹，浸润生长，向外周扩散，难以除净，因而用"crab"（螃蟹）来命名此类疾病，并演变成了今天的"cancer"。公元 150 年的古罗马医生加伦（Galen）进一步扩展了有关癌症的理论和概念。

西方医学对肿瘤的认识在加伦之后的相当长时间里都没有实质性的突破。19

世纪 50 年代，通过显微镜的应用及改进，肿瘤研究开始进入细胞水平。1858 年，德国病理学家菲尔绍（Virchow）在《细胞病理学》一书中对肿瘤的本质进行了基本论述："机体是一个有序的细胞社会，在发育过程中细胞要服从自然规律，如有扰乱，就可以产生疾病；癌症是细胞的疾病。"

菲尔绍的理论为肿瘤学的建立和发展奠定了形态学基础。1836 年，德国的约翰内斯·穆勒（Johannes Muller）进一步论证"癌症是由紊乱的异常细胞所组成"。这些研究为肿瘤病理解剖学及临床肿瘤学的发展奠定了基础。从此，人类开始探讨肿瘤的病因，并对恶性肿瘤的发病机制有了初步的认识，提出了以下主要学说：

（1）化学致癌学说：化学致癌理论的建立始于 1941 年，美国国立癌症研究所总结调查结果发现 169 种化学物质可能在动物体内导致肿瘤。1969 年，国际癌症研究总局认为对人类确有致癌性的或者有可能致癌的物质达 1000 种以上。

（2）物理致癌学说：物理因素能够致癌在 20 世纪逐步得到证实，如用紫外线照射小鼠，成功诱发皮肤乳头状瘤和皮肤癌；20 世纪 40 年代日本的长崎和广岛市原子弹爆炸后幸存者及其后代中白血病发病率明显增高。

（3）感染致癌学说：1910 年，美国病理学家劳斯（Rous）发现鸡的肉瘤细胞滤液可致瘤，并发现 Rous 肉瘤病毒，使得"病毒致癌学说"在 20 世纪得到了突破。但到目前为止，只有几种病毒与人类癌症的关系较为明确，如 Epstein-B 病毒与非洲儿童恶性淋巴瘤、白血病、传染性单核细胞增生症、鼻咽癌有关；人乳头状瘤病毒与Ⅱ型疱疹病毒和人的子宫颈癌有关；肝炎病毒与肝癌有关；人类免疫缺陷病毒与卡波西肉瘤、淋巴瘤、白血病有关。

1931 年电子显微镜的出现使医学深入到亚细胞水平及分子水平阶段。1953 年詹姆斯·沃森（James Watson）和弗朗西斯·克里克（Francis Crick）解开了 DNA 分子结构之谜。DNA 分子结构的发现使医学开始进入到分子水平时代。20 世纪 60 年代后多种癌基因和抑癌基因相继被发现。20 世纪 70 年代，毕肖普

（Bishop）和范瑟丝（Vermus）从 Rous 肉瘤病毒中成功分离出第一个病毒癌基因 $src$，癌基因学说被提出。20 世纪 80 年代，第一个抑癌基因 $Rb$ 被成功克隆，并完成了测序；随后发现并克隆出抑癌基因 $P53$。20 世纪 70 年代"癌症是基因改变性疾病"的观点备受关注，肿瘤基因组中基因突变的发现被科学家们广泛探讨。20 世纪 80 年代后，表观遗传学创立并得到很大发展。表观遗传学研究的对象不是 DNA 序列的改变，而是细胞信息水平的改变，涉及 DNA 和组蛋白的共价修饰。DNA 甲基化可以调控基因的表达，甲基化水平降低使癌基因激活，从而诱导癌症的发生。表观遗传学的研究，使人们对肿瘤发生发展的认识进入了基因属性的另一个层面。20 世纪 90 年代，细胞凋亡相关基因端粒和端粒酶的研究使癌变机制研究更为深入。20 世纪末 21 世纪初，各种高通量检测技术，如 DNA 微阵列技术、组织芯片技术、蛋白质组分析技术的出现使人类对恶性肿瘤的认识愈加透彻。

人类对恶性肿瘤的认识大致经历表象认识阶段、细胞水平阶段、亚细胞水平及分子水平阶段。目前，科学家们认为恶性肿瘤的发生发展是多基因改变、多因素参与、多步骤演变的综合结果。但肿瘤发生发展机制及预防、诊治方法仍有待更深入的研究及更清晰的阐述。

# 第二节　肿瘤学的研究及发展

## 一、肿瘤学的研究范畴

肿瘤学涉及从流行病学到分子生物学等众多学科。它们相互独立又相互关联。现代肿瘤学主要有三大范畴：一是基础研究；二是临床研究；三是流行病学、预防与干预试验研究。它的研究广度和深度完全覆盖了生命科学从宏观到微观的每一个领域。

临床肿瘤学是以人类肿瘤为研究对象，研究肿瘤的发生、发展及转归的本质与规律，探索肿瘤的诊断、治疗和预后方法的综合性学科。临床肿瘤学属于二级学科的综合体，主要分支包括：肿瘤内科学、肿瘤外科学、放射肿瘤学、妇科肿瘤学、儿科肿瘤学、中医肿瘤学、肿瘤病理学、影像诊断和内镜、介入诊治等学科。1965 年，美国临床肿瘤字会（American Society of Clinical Oncology，ASCO）成立，标志着临床肿瘤学诞生。这门年轻的临床医学学科发展迅猛，已成为医学研究最为活跃的领域之一，它不断揭示肿瘤的奥秘，并为人类认识肿瘤、战胜肿瘤做出贡献。

## 二、肿瘤诊断技术的发展及现状

恶性肿瘤诊断技术经历了从单一的病理诊断到病理、影像、标志物及内镜的综合诊断，从解剖部位、大体形态到分子的诊断水平的过程。

### （一）病理学诊断

19 世纪 50 年代显微镜的出现，使医学进入了细胞水平时代。菲尔绍（Virchow）首创细胞病理学，并认为肿瘤的发病基础是细胞的结构改变和功能障碍。20 世纪 40 年代出现了脱落细胞学，组织学实验室技术也日趋成熟。20 世纪 50 年代以后，由于电子显微技术、细胞生物学技术、免疫学技术、组织化学技术、分子生物学技术、现代遗传学技术等的产生及发展，肿瘤病理学诊断已逐步深入到了亚细胞水平和分子水平。分子病理学从分子水平上研究肿瘤发病、侵袭转移的机制，指导肿瘤的诊断和治疗。现在的肿瘤病理学诊断是结合形态学、免疫学、细胞遗传学和分子生物学等做出的综合诊断，精准的病理学诊断进一步指导肿瘤精准治疗，使病人获益更多。

## （二）影像学诊断

1895 年伦琴发现 X 线，奠定了医学影像学形成和发展的基础。近 30 年来，肿瘤影像学随着科学技术的发展由较原始的各种直接成像、间接成像和造影剂辅助成像，到今天的依靠计算机处理成像的各种技术，包括计算机断层扫描、超声显像、磁共振成像、放射性核素扫描、数字减影血管造影及正电子发射断层显像等。新技术不断出现使肿瘤的诊断水平日益提高，尤其是技术，将细胞生物代谢功能与形态经过计算机处理达到了有机统一，使肿瘤影像学诊断达到功能影像成像水平。肿瘤影像诊断有了长足的发展，已从原有单纯的解剖形态学显像，深入到了组织、细胞、分子水平。

## （三）肿瘤标志物诊断

自 1848 年，亨利·本册·琼斯（Henry Bence Jones）在多发性骨髓瘤病人尿液中发现了世界上首个肿瘤标志物 Bence Jones 蛋白，自此肿瘤标志物诊断逐渐展开。塔塔里诺夫（Tatarinow）于 1964 年发现了 AFP，次年戈尔德（Gold）和弗里曼（Freeman）在人结肠癌组织中发现了 CEA。随后糖抗原系列包括 CA19-9、CA125 等得以发现。1979 年英国第七届肿瘤发生生物学和医学会议确认肿瘤标志物（tumor marker）一词。20 世纪 30 年代，在肿瘤病人体液中发现与肿瘤相关的激素、酶类、胚胎抗原及糖蛋白等物质被定义为体液肿瘤标志物。20 世纪 70 年代，随着原癌基因 V-SRC 被发现，肿瘤标志物的检测深入到分子水平。近 20 年，生物芯片、质谱及组学技术的进步，新的分子标志物不断被发现。肿瘤标志物其在肿瘤发生发展过程中的作用不断被确认，进而起到帮助肿瘤的诊断、分类、预后判断及指导治疗的作用。

（四）内镜诊断

自 20 世纪 50 年代后期纤维内镜应用于临床以来，内镜检查术给肿瘤诊断及治疗都带来了突破性的进展。随着内镜仪器的更新发展，从最初的硬式内镜、纤维内镜发展到现今的高清晰电子内镜及特殊内镜技术，无论从检查部位或深度均有长足的发展，使对肿瘤的定位定性诊断更加精确，甚至可直接观察到细胞结构。内镜下治疗使不少原本需要外科手术切除的肿瘤在微创手术下便可治疗。内镜已经从单纯的诊断工具发展为微创治疗的主要手段之一。

### 三、肿瘤治疗的发展及现状

恶性肿瘤的治疗已经从单一的手术治疗发展到了包括手术、放疗、化疗、生物治疗、介入治疗和姑息治疗等的多学科综合治疗，并强调个体化治疗及精准治疗。

（一）肿瘤的外科治疗

肿瘤外科治疗始于 19 世纪初，是最古老的肿瘤治疗方法。1809 年，美国医师麦克·道尔（Mc Dowell）进行了卵巢肿瘤切除术；1882 年霍尔斯特德（Halsted）首创了乳腺癌根治术，并提出"整块切除和淋巴清扫"的两大肿瘤外科治疗基本原则。近几十年，随着腔镜技术的普及、机器人辅助手术技术的应用，肿瘤外科治疗更加精细、准确、微创化。治疗从传统的根治术到改良根治术，从功能破坏到减瘤、重建、康复等，覆盖了肿瘤治疗的各个方面。目前，肿瘤外科治疗不仅重视病人生存期的延长，同时合理兼顾病人生存质量的提高。

（二）肿瘤的放射治疗

放射治疗的历史可追溯到 19 世纪末。自 1895 年伦琴发现 X 线、居里夫妇发现镭以来，放射线开始逐渐应用于恶性肿瘤的临床治疗。20 世纪中后叶，随着技术进步治疗机和加速器问世，其所产生的射线穿透力强，能够治疗深部肿瘤，使放射治疗的应用范围更加广泛。近 20 年，随着放疗设备的改进和计算机发展，已形成集影像、计算机、加速器为一体的现代放疗技术。放射治疗从一维、二维时代，向着三维适形放射治疗、调强放射治疗、影像引导放射治疗时代迈进。近年来，生物靶区放射治疗、近距离治疗、立体定向放射治疗、调强放疗以及质子、重离子治疗设备的临床应用，使肿瘤放射治疗在提高肿瘤治愈率的同时也改善了病人的生活质量，使得放射治疗更加广泛地应用于肿瘤治疗领域中。

（三）肿瘤的药物治疗

肿瘤药物治疗起始于 1946 年，以吉尔曼（Gilman）和飞利浦（Philips）用氮芥治疗恶性淋巴瘤并获得成功为标志。内分泌治疗也在此时开展，其标志是己烯雌酚用于治疗前列腺癌和乳腺癌。1965 年，霍兰德（Holland）等首次应用联合化疗治疗儿童急性淋巴细胞白血病，并获得了较长的疾病缓解期，奠定了肿瘤联合化疗的基础。20 世纪 80 年代，不同作用机制的新型药物不断问世，如蒽环类、紫杉类、拓扑异构酶抑制剂、新型抗代谢类药物等，使肿瘤药物治疗疗效进一步提高。抗肿瘤药物从细胞毒药物发展到内分泌药物、靶向药物和免疫药物，治疗方案从单一治疗发展到多药联合治疗，治疗理念从单纯化疗发展到综合治疗。近年来更是由于肿瘤基因组学、蛋白组学和代谢组学的发展，逐步进入分子生物学特征指导的精准治疗时代。

（四）肿瘤的生物治疗

肿瘤生物治疗是多种治疗方法的总称，被誉为继手术、化疗和放疗后的第四种治疗手段，在肿瘤治疗中发挥着日益重要的作用。肿瘤的生物治疗以免疫治疗为基础，逐步发展。19 世纪末 20 世纪初，将链球菌及黏质沙雷菌裂解物制备成

Coley 毒素并应用于治疗肿瘤。20 世纪 80 年代，奥尔德姆（Oldham）提出生物反应调节剂的概念，进一步确立了肿瘤生物治疗的地位。近年来，肿瘤免疫治疗、分子靶向治疗及基因治疗等在临床实践中取得了显著的疗效。美国"2000 年国际肿瘤生物/免疫治疗年会"总结报告中提出"21 世纪是肿瘤生物治疗的时代"。

（五）肿瘤的介入治疗

肿瘤介入治疗是近年来新兴的肿瘤治疗模式，是介入放射学的一个重要组成部分。1953 年，瑞典放射学家塞尔丁格（Seldinger）发明的经皮血管穿刺插管术奠定了现代肿瘤血管性介入治疗的基础。我国自 20 世纪 70 年代末期开始开展介入放射学，20 世纪 80 年代后，DSA 设备使介入治疗蓬勃发展。随后，腔内支架置入术、肿瘤局部消融术、放射性粒子植入术的研发开启了非血管性介入治疗的新时代。目前，肿瘤的介入治疗已逐步具备了自己较为完整的理论体系，多种介入治疗技术的综合应用已成为肿瘤介入治疗发展的方向。

（六）肿瘤的其他治疗

肿瘤的支持治疗、心理治疗及中医中药治疗等综合应用于肿瘤治疗之中。这些治疗方法注重改善症状，提高病人生活质量，帮助病人延长生存期，与其他治疗方法相辅相成，是肿瘤综合治疗的重要组成部分。

# 第二章　肿瘤病理学诊断

## 第一节　概　述

### 一、肿瘤病理学诊断的发展历程

目前诊断肿瘤和肿瘤的良恶性、恶性程度及来源等，仍然主要依靠病理学诊断。肿瘤病理学发源于 19 世纪后期的欧洲，随着当时外科手术学的发展，外科医生开始做肿瘤术前活检并把它作为一项必需的诊断。19 世纪 90 年代，冷冻切片技术的发明使术中活检成为可能，更进一步推动了肿瘤病理学的发展。传统的肿瘤病理学是一门形态学，这就决定了它的局限性，因为许多截然不同的肿瘤可以有相同或相似的组织形态。20 世纪 30 年代电镜的诞生和 20 世纪 50 年代免疫组织化学技术的应用使病理医生对肿瘤的诊断更加准确。20 世纪末期，细胞遗传学和分子生物学的相关技术被广泛应用于肿瘤病理学，分子病理学应运而生，它的诞生是病理学发展史上的又一座里程碑。现在的肿瘤病理学诊断已不再是单一的组织形态学诊断，而是结合形态学、免疫学、细胞遗传学和分子生物学等做出的综合诊断，是精准医学的重要内容，只有做出精准的病理学诊断，才会有精准的肿瘤治疗。

### 二、病理学诊断在肿瘤诊断中的作用

准确诊断肿瘤是治疗肿瘤的前提，病理学诊断具有权威性，常被作为"金标

准"。肿瘤病理学诊断的主要作用有：①明确疾病的性质；②判断肿瘤的来源；③对肿瘤进行组织学分类、分型；④评价肿瘤的恶性程度或分化程度；⑤确定术后肿瘤病理分期；⑥确定有无肿瘤复发、转移；⑦为某些药物的选择提供依据等。

### 三、病理学诊断的局限性

虽然病理学诊断至今仍被誉为肿瘤诊断的"金标准"，但病理学诊断也有一定的局限性。大多数情况下病理医生能对肿瘤做出明确诊断，但有时也会出现诊断困难，甚至暂时无法做出诊断，有时还可发生漏诊或过度诊断。这可能会有多方面的原因：①临床医生获取的标本或病理医生的取材是否适当，组织标本固定是否正确和及时，病理技术人员制片质量是否达到诊断要求，病理医生的经验和诊断水平是否足够等；②从临床获取的病变组织可能处于疾病发展过程中的某一个阶段，当肿瘤尚未显示其特征性形态学改变时，病理医生就不可能做出明确诊断；③病理医生接收病理标本后，需取材并制作成切片后才能在显微镜下诊断，所以这种检查属于抽样检查，最终在显微镜下见到的病变仅是其极小一部分，有时不能代表整个病变，尤其是小块组织活检标本。可以举一个通俗的例子，如同一个包子，咬到馅可以肯定是包子，只咬到包子皮就可能误认为是馒头，只咬到浸油的包子皮就只能怀疑是包子。相信随着分子病理学的发展，这种局限性会被很好地克服。

临床上正确地处理及固定标本和提供详细的病史及相关临床资料对病理诊断十分重要。我们需依据临床表现、手术所见、肉眼变化和组织形态等特征综合判断才能做出病理诊断，有时还需结合免疫组织化学、细胞和分子遗传学特征等才能诊断。

## 四、肿瘤的命名及分类

肿瘤的命名和分类，是肿瘤病理诊断重要的内容，不同的肿瘤病理诊断名称有着不同的临床含义。肿瘤的种类繁多，命名十分复杂，一般根据其组织学分化方向（过去也称组织来源）和生物学行为进行命名和分类。

根据肿瘤的生物学特性及其对机体的影响和危害，一般将肿瘤分为良性肿瘤和恶性肿瘤。良性肿瘤多无浸润和转移能力，肿瘤通常有包膜或边界清楚，呈膨胀性生长，生长速度缓慢，瘤细胞分化程度高，对机体危害较小。恶性肿瘤是指具有浸润和转移能力的肿瘤，肿瘤通常无包膜，边界不清，呈浸润性生长，生长迅速，分化差，异型性较大，对机体危害大，常出现复发、转移。另外，有些肿瘤组织形态和生物学行为可介于良性和恶性之间，称之为交界性肿瘤，这类肿瘤的诊断标准往往不易界定。

### （一）肿瘤的命名

1. 良性肿瘤的命名

一般原则是在组织或细胞类型的名称后加一个"瘤"字，如腺上皮的良性肿瘤，称为腺瘤；血管源性的良性肿瘤，称为血管瘤。

2. 恶性肿瘤的命名

（1）上皮组织的恶性肿瘤统称为癌。命名方式是在上皮名称后加一个"癌"字，如腺上皮的恶性肿瘤称为腺癌，鳞状上皮的恶性肿瘤称鳞状细胞癌，同时具有上述两种成分的癌则称为"腺鳞癌"。

（2）间叶组织的恶性肿瘤统称为肉瘤。间叶组织包括纤维组织、脂肪、肌肉、血管、淋巴管、骨、软骨等。命名是在间叶组织名称后加上"肉瘤"二字，如骨肉瘤。

（3）同时具有癌和肉瘤两种成分的肿瘤称为癌肉瘤。

3. 其他

除上述一般命名方法外，有些肿瘤的命名是约定俗成，不依照上述原则。"母细胞瘤"因其形态类似发育过程中的某种幼稚细胞而命名，性质可为良性亦可为恶性。例如肌母细胞瘤为良性，而肾母细胞瘤、髓母细胞瘤等为恶性；白血病和精原细胞瘤等虽然名称中有"病"和"瘤"字，实为恶性肿瘤；恶性黑色素瘤、恶性畸胎瘤等直接称"恶性……瘤"，表示性质；尤文肉瘤、霍奇金淋巴瘤则直接以最初描述者或研究者的名字而命名。

（二）肿瘤的分类

肿瘤可从病因、组织分化、病理形态和肿瘤发展阶段等方面来分类。新出版的 WHO 肿瘤病理分类不仅以病理学形态改变为基础，而且结合了临床、免疫组织化学表型和分子遗传学改变。

## 五、肿瘤的病理分级和分期

肿瘤的分级与分期仅限于恶性肿瘤。

根据肿瘤的分化程度、异型性、核分裂数以及肿瘤的类型等病理形态指标对肿瘤进行分级，以确定肿瘤的恶性程度，为临床治疗和预后判断提供依据。近年来多采用 3 级分级法（如鳞状细胞癌、乳腺浸润性导管癌），但有些肿瘤采用 4 级（如中枢神经系统的胶质瘤）或 2 级（如膀胱尿路上皮癌）分级法。

肿瘤的分期用于评估肿瘤的扩散程度，其目的在于帮助临床医师制订治疗方案，判断预后，协助评价治疗效果。目前临床上最为广泛采用的方式是由美国癌症联合委员会（American Joint Committee Cancer，AJCC）制定的 TNM 分期系统，其中 T 代表原发灶的大小，随着肿瘤增大依次用 $T_1 \sim T_4$ 来表示；N 代表局部淋巴结受累情况，无淋巴结受累为 $N_0$，随着受累情况加剧依次用 $N_1 \sim N_3$ 来表示；M 代表远处转移情况，无远处转移用 $M_0$ 表示，反之，用 $M_1$ 表示。病理学诊断的任务是为临床 TNM 分期提供可靠的证据。

# 第二节　肿瘤的病理学诊断方法

肿瘤病理诊断的方法可以分为组织病理学诊断、细胞病理学诊断和分子病理学诊断。

## 一、肿瘤组织病理学诊断

组织病理学诊断是指将经活检或切除的组织，制成病理切片进行组织形态学等检查而做出的诊断。目前组织病理学诊断为最可靠的诊断。

### （一）肿瘤标本的获取

标本的种类根据取材方式的不同，常分为以下 4 种。①针芯穿刺活检：即用带针芯的粗针穿刺病变部位，抽取病变组织，制成病理组织切片，切片有较完整的组织结构，可供组织病理学诊断。②钳取活检：用活检钳通过内镜或其他器械钳取病变组织以进行组织病理学诊断，如消化道内镜活检、支气管纤支镜活检。制成的病理组织切片往往也有较完整的组织结构。③切开活检：手术切取小块病变组织并尽可能包括周围正常组织的活检方式。④切除活检：将整个病变全部切除后获得的病变组织。切除组织可仅为肿块本身，也可包括肿块边缘组织和区域淋巴结。此法同时有肿瘤外科治疗的目的。

### （二）肿瘤大体形态观察

肿瘤的大体形态多样，并可在一定程度上反映肿瘤的类型及良恶性。临床送检病理检查时送检单应准确描述肿瘤的部位、数目、大小、形状、颜色、质地和包膜等重要信息。

### 1. 部位

虽然肿瘤可发生于任何部位，但不同的肿瘤常有其好发部位。例如恶性黑色素瘤好发于足底，横纹肌肉瘤好发于头颈部，胃癌好发于胃窦部。

### 2. 数目

肿瘤多为单发，也可多发，常具有一定诊断价值，如肠道的多发性息肉应高度警惕家族性多发性息肉病的可能。对肿瘤进行检查应注意肿块的数目以及各肿块之间的关系。

### 3. 大小

肿瘤的大小差异可以很大，小者仅显微镜下才能发现，大者可达数十厘米。肿瘤的体积常与生长时间和发生部位有一定关系。生长缓慢、体积较大的肿瘤多为良性；恶性肿瘤生长迅速，体积不一定大；生长缓慢、体积较小的肿瘤（如神经纤维瘤病）若在短期内体积迅速长大应高度怀疑恶变的可能。

### 4. 形状及生长方式

肿瘤的形状多种多样。肿瘤的形状与其发生部位、组织来源、生长方式和肿瘤的良恶性密切相关。例如良性肿瘤多呈结节状、有包膜且膨胀性生长，而溃疡型、呈浸润性生长的包块多为恶性。

### 5. 颜色与质地

肿瘤的颜色与质地也可提示肿瘤的类型。例如，血管瘤呈暗红色，黑色素瘤呈黑色，成骨性肿瘤质地坚硬。间叶组织肿瘤若质地呈鱼肉状常高度提示为肉瘤。

（三）肿瘤标本的处理和保存

正确地处理和固定标本，是保证病理诊断准确无误的必要条件，也是标本能否很好用于后续诊断或研究的前提。通常标本离体后必须在 1 小时内放入 10 倍体积的 10%中性缓冲甲醛固定液中，固定时间应以 6～48 小时为宜，较大的标本还应正确地切（剖）开后再固定。

（四）肿瘤标本制作组织病理切片

标本经过肉眼大体检查和取材选取病变组织后，一般有以下 4 种制片方法。①常规石蜡切片：是肿瘤病理学诊断中最常用的制片方法，适用于各种标本的组织学检查。②冷冻切片：采用恒冷切片机制作切片，常用于术中病理诊断。③快速石蜡切片：是将常规石蜡制片过程通过加温或微波等方法加快组织处理时间，约 30 分钟即可完成制片，现多已被冷冻切片取代。④印片：即将巨检所见可疑组织与玻片接触，制成印片染色后观察，以做出快速诊断。此法虽属细胞学诊断，但常与冷冻切片同时应用，以提高术中诊断的确诊率，也可作为无法进行冷冻切片时的应急措施。

（五）病理诊断报告书的基本内容和解读

1. 基本内容

一份完整的病理报告书需要包括病人基本信息和病理诊断信息。一般包括以下内容：①病人基本信息：包括病理号、姓名、性别、年龄、送检医院或科室、住院号、门诊号、送检和收验日期等；②大体和显微镜检查：包括标本类型、大体所见、肿瘤的组织学类型、病理分级（分化程度）、浸润深度、脉管和神经浸润情况、淋巴结转移情况、切除标本的切缘有无肿瘤浸润以及有无继发性病变或伴发性病变等；③病理学诊断的相关特殊检查：包括免疫组织化学、电镜、细胞和分子遗传学等特殊检查的结果和解释。

2. 肿瘤组织病理学病理诊断报告书的阅读和理解

如前所述，病理诊断也存在局限性。因而病理诊断在表述上常用下列几种形式，其含义也各不相同。

（1）明确的或基本明确的病理学诊断：该类诊断中取材部位、疾病名称、病变性质明确或基本明确。此类报告可作为临床诊疗的依据。

（2）不能完全肯定或有所保留的诊断：指由于各种因素影响，不易判定病变性质或疾病名称，常常以这种诊断形式表述，即多在拟诊疾病/病变名称之前或后加上具有不太确切含义的修饰词：如"考虑为""倾向于""病变符合""疑似""可能性大""不能排除"等字样。如临床工作中遇到这种表述的病理诊断，临床医生不能将此类病理报告作为治疗的充分依据，应结合临床实际情况进行诊疗。

（3）描述性诊断：指送检组织不能满足对各种疾病或病变的诊断要求。此时只能根据形态描述。

（4）术中冷冻和快速石蜡切片的诊断报告的准确性不能等同于组织病理诊断报告，要以术后的石蜡切片报告为准。

（六）病理会诊

肿瘤病理学诊断十分重要又常会遭遇困难，常需要其他病理医生会诊，以提高病理学诊断的准确性。病理报告签发前的病理会诊原因一般较为单纯，多为疑难或少见病例，而病理报告签发后的会诊原因往往较为复杂多样。病理会诊报告是接受会诊的一个或多个病理医生阅片后的咨询意见，由于接受会诊的病理医生可能并不能完全掌握病人的全部情况，病理会诊报告通常会载明"会诊咨询意见仅供初诊病理诊断医生参考"，由初诊病理医生决定是否采纳病理会诊的咨询意见和采纳的程度，临床医生对于病理会诊意见也应该注意和初诊病理医生沟通。

## 二、肿瘤的细胞病理学诊断

细胞病理学诊断作为诊断病理学的重要分支，在疾病诊治上具有与组织病理学相似的重要地位和作用，但其可靠性不能等同于组织病理学诊断。

### （一）常用方法

**1. 脱落细胞学检查**

针对体表、体腔或与体表相通的管腔内肿瘤，利用肿瘤细胞易于脱落的特点，取其自然脱落或分泌排出物，或用特殊器具吸取、刮取、刷取表面细胞进行涂片检查，或冲洗后取冲洗液或抽取浆膜腔积液，离心沉淀后进行涂片检查，目前也可以将离心沉淀获得的细胞制作成组织块切片检查。

**2. 细针穿刺细胞学检查**

用直径<1 mm 的细针刺入实体瘤内吸取细胞进行涂片检查。

### （二）涂片制作

取材后应立即涂片，操作应轻巧，避免损伤细胞，涂片须厚薄均匀。液基薄层细胞制片术使脱落细胞学检查的准确性有明显提高，也使计算机自动细胞图像分析筛选成为可能。涂片后应在干燥前立即置于95%乙醇或乙醇乙醚（各50%）混合液固定15分钟，以保持良好的细胞形态，避免细胞自溶。

常用的染色方法有巴氏法、瑞氏法、吉姆萨法和苏木精伊红法等。

### （三）应用范围

脱落细胞学检查一般包括以下几种。①宫颈脱落细胞学：刮取子宫颈的鳞柱上皮交界处（即移行带）细胞制备涂片，通常用巴氏染色。最常用于子宫颈鳞状细胞癌的诊断和普查，诊断正确率可达90%以上。②痰涂片和支气管刷片细胞学：用于肺癌的诊断，并可根据细胞形态进行组织学分型，如鳞状细胞癌、小细胞癌或腺癌等。③浆膜腔积液脱落细胞学：抽取胸、腹水或心包积液，经离心后吸取沉淀物制备涂片，可用于转移癌和恶性间皮瘤等肿瘤的诊断和鉴别诊断。④尿液脱落细胞学：收集尿液，经离心后吸取沉淀物制备涂片，常用于泌尿道肿瘤的诊断。⑤乳头溢液细胞学：可用于诊断乳腺炎症性疾病、导管上皮细胞增生，非典型增生和乳腺癌等。⑥其他：食管拉网涂片检查常用于食管鳞状细胞癌的诊断，脑脊液抽取后离心制片，可用于神经系统炎症和肿瘤的诊断。

当某些器官或组织肿瘤既无自然脱落细胞，内镜检查又不能达到时，可用细针穿刺细胞学检查来诊断。如淋巴结、乳腺、涎腺、甲状腺和体表软组织肿块。深部组织的肿块，如肝、肺、肾脏、腹膜后软组织肿块等需要在 B 型超声引导、X 线或 CT 定位下进行穿刺。

（四）病理诊断报告书

1. 基本内容

病人基本情况等与组织病理学诊断报告书相同。通常还需要注明涂片制作方法等。

2. 诊断意见的基本分类

肿瘤细胞学诊断常有以下 3 种：①直接表述性诊断，即根据形态学观察的实际情况，对于某种疾病或病变做出肯定性诊断；②The Bethesda System（简称TBS）报告系统，用于宫颈细胞学诊断或甲状腺细针穿刺细胞学诊断；③间接分级性诊断，常用的有三级法和巴氏五级法。

（五）　细胞学病理诊断的优点和局限性

细胞病理学检查取材方便，给病人造成的痛苦小，所需设备较简单，操作、制片和检查过程快速，易于推广和重复检查。同时，它也存在一定的局限性，受样本取材等因素的影响，细胞学诊断一般有 10% 左右的假阴性率，因此，肿瘤细胞病理学检查阴性结果不能解释为没有肿瘤。

## 三、分子病理学诊断

分子病理学诊断，即在蛋白质和核酸等生物大分子水平上，应用细胞遗传学、分子生物学、生物信息学等进行病理学诊断。除了传统的病理标本（细胞和组织），其还可以对体液标本（血液、尿液、痰液等）进行病理学诊断。

肿瘤的诊断目前仍然高度依赖以形态学为基础的组织病理学和细胞病理学，在基于组织形态的基础上，分子病理学诊断大大提高了诊断的精准性，可预估治疗效果和判断预后。如基于 PCR 基因重排及基于荧光原位杂交的技术分别提高了淋巴瘤和软组织肿瘤等疑难肿瘤的诊断水平；EGFR 突变以及 ROS 、ALK 等基因融合可指导非小细胞肺癌的靶向治疗。

由于目前分子病理学诊断的标本主要来源为传统病理样本（如细胞穿刺样本及术后中性甲醛固定的石蜡包埋的组织标本），分子病理学诊断还主要依托于传统病理技术。随着生命科学和技术的不断进步，分子病理学诊断还将有更大的发展空间，成为实现病理精准诊断不可或缺的一部分。

# 第三节　肿瘤病理学诊断技术

## 一、组织化学和免疫组织化学技术

### (一) 组织化学技术及应用

组织化学染色技术又称为特殊染色，是应用某些能与组织细胞化学成分特异结合的显色试剂，原位显示病变组织细胞的特殊化学成分（蛋白、核酸、糖类和脂类等）。目前实验室常用的染色技术主要有以下几种：PAS染色（高碘酸-雪夫法）、网状纤维染色、淀粉样物染色、亲银和嗜银细胞染色、中性脂肪染色、色素染色、黏液染色等。组织化学技术在病理学上有较广泛用途，如在抗酸杆菌、真菌等方面有较重要的意义，在肿瘤病理诊断中对各种黏液成分和色素的识别等也有重要作用。

### (二) 免疫组织化学技术

免疫组织化学技术是利用抗原-抗体的特异性结合反应原理，用已知抗体或抗原检测和定位组织中的待测物质的一种特殊技术。免疫组织化学技术方法具有特异性强、敏感性高、定位准确等特点，将形态、功能和物质代谢密切结合一起，已成为现代诊断病理学上重要的常规技术。

免疫组化被用于各种蛋白质表达水平的检测，被广泛应用于肿瘤的诊断和指导靶向治疗及判定预后。临床医生应充分认识到免疫组织化学检查的价值及应用范围。其包括：

1. 辅助肿瘤分类

通过特定抗体标记出细胞内相应抗原成分，以分析细胞类型。如角蛋白

（CK）是上皮性肿瘤的标记，白细胞共同抗原（LCA）是淋巴造血组织肿瘤标记，降钙素是甲状腺髓样癌的特有标记。

2. 内分泌肿瘤的功能检测

内分泌细胞产生的各种激素，大多数可用免疫组化技术标记出来，据此不但可确定诊断还可对内分泌肿瘤行功能分类，也可检测分泌异位激素的肿瘤。例如，可用免疫组化方法检测垂体激素（ACTH、GH、LTH、TSH、FSH、LH）从而对垂体腺瘤进行功能分类。

3. 辅助病变性质的判定

例如 bcl-2 在区别滤泡型淋巴瘤和反应性滤泡增生上具有重要价值。滤泡型淋巴瘤的肿瘤性滤泡细胞有 bcl-2 的高表达；而在滤泡反应性增生时，滤泡反应中心的细胞不表达 bcl-2 蛋白。

4. 发现微小转移灶

淋巴结内的微小转移性癌灶有时与淋巴结内窦性组织细胞增生不易区别。用常规病理组织学方法要辨认出单个或几个转移性肿瘤细胞有时极为困难，而采用免疫组化方法（如用上皮性标记物）对于检测微小转移灶具有极高的价值。对转移性肿瘤也可借助免疫组化标记寻找原发瘤，如骨组织内的转移性腺癌若表达前列腺特异性抗原，提示为前列腺癌转移所致。

5. 辅助肿瘤分期

判断肿瘤是原位还是浸润以及有无血管、淋巴管侵犯与肿瘤分期密切相关。用常规病理方法判断有时十分困难，但用免疫组化法可获得重要信息。例如用第Ⅷ因子相关蛋白、CD31、D2-40 等血管和淋巴管内皮细胞的标记可清楚显示肿瘤对血管或淋巴管的浸润。

6. 指导治疗和预后

免疫组化标记中与预后有关的标记大致可分为 3 类：①类固醇激素受体：如

雌激素受体、孕激素受体等，它们与乳腺癌的关系已获公认，激素受体阳性者内分泌治疗效果较好，预后也较好；②肿瘤基因标记：如癌基因 *HER* - 2，在肿瘤中高度表达者，提示病人预后较差且对靶向药物曲妥珠单抗的治疗可能获益；③细胞增殖性标记：如 Ki-67 等，表达指数越高，表明其细胞增殖越活跃，肿瘤恶性程度越高，预后越差。

## 二、细胞遗传学和分子生物学技术

肿瘤分子病理学技术已被广泛地运用于日常的肿瘤病理诊断，它主要包括细胞水平上的细胞遗传学和分子水平上的分子病理学两类。细胞遗传学是从细胞水平上观察病变，严格来说不属于分子病理学的范畴，但由于它的技术和手段与分子病理学是相辅相成的，所以一般也把它纳入分子病理学的领域。细胞遗传学与分子病理学诊断对肿瘤的准确诊断、指导肿瘤治疗和预后的评估具有重要的意义。

### （一）核型分析

核型分析是一种常规细胞遗传学分析方法，是用形态学方法研究染色体数目及结构的异常。许多恶性淋巴瘤、软组织肿瘤以及一些上皮性肿瘤有频发性、非随机性染色体异常，核型分析已越来越多地被用于这些肿瘤诊断及预后判定。核型分析的不足之处在于需要新鲜组织，影响了其在基层医院的应用。

### （二）原位杂交

目前常用的原位杂交技术有荧光原位杂交和显色原位杂交。

荧光原位杂交是应用荧光素标记已知的 DNA 的特定探针与组织切片上的肿瘤组织杂交，在荧光显微镜下能显示与其相应的染色体某个区段或整条染色体。荧光原位杂交能有效地检测染色体结构和数目异常，尤其适用于染色体易位、缺失和扩增。其重要优点在于该方法不仅能用新鲜组织检测，还能在石蜡切片上进行分析。不足之处在于：组织切片上荧光染色易淬灭，不能长期保存；应用的探针较大，不能识别大多数点突变。目前突光原位杂交在肿瘤研究、诊断及治疗中已得到较广泛的应用。

显色原位杂交是常用的亮视野原位杂交方法之一，指用酶代替荧光检测，能在保持肿瘤的结构和细胞学特点下分析染色体的改变。其敏感性虽不如突光原位杂交法，但不需要荧光显微镜、照相设备和分析软件，价格更低廉，且组织切片能长期保存。显色原位杂交最常用于检测基因扩增，如检测乳腺癌中的 *HER - 2* 基因的扩增。

(三) 比较基因组杂交

比较基因组杂交是指将消减杂交、荧光原位杂交相结合，用于检测 DNA 序列的拷贝数变异并将其定位在染色体上的方法，主要用于检测染色体的增加和丢失。例如，对软组织平滑肌肉瘤的比较基因组杂交研究检测到 1q、5p、8q、16p、17p 区域染色体 DNA 拷贝数的扩增及 3p. 6p、10q、22q 区域染色体 DNA 拷贝数的缺失。比较基因组杂交的优点在于不需要肿瘤细胞中期染色体标本制作，仅需微量肿瘤 DNA，经一次实验就可对整个基因组中所有的遗传物质增加或丢失异常进行分析；肿瘤细胞 DNA 可从新鲜标本或石蜡包埋标本甚至甲醛固定标本中提取，既可作前瞻性研究，也可作回顾性筛选。但比较基因组杂交法对基因缺失的检出需由其他方法加以证实，对染色体结构重排如倒位或平衡易位不能检出，灵敏度和分辨率有待提高。

(四) 聚合酶链反应

聚合酶链反应 (polymerase chain reaction，PCR) 是指在 DNA 聚合酶催化下，以母链 DNA 为模板，体外复制出与母链模板 DNA 互补的子链 DNA 的过程。如果提取肿瘤细胞中的 mDNA，经反转录酶作用，合成 cDNA，再以此为模板进行聚合酶链反应，称为反转录 PCR（reverse transcription-PCR，RT-PCR）。其作为常规分子生物学检测的方法，已广泛应用于肿瘤的诊断、治疗方案的选择及预后的判断。例如应用 PCR 检测 IgH 基因重排以辅助 B 细胞巴瘤的诊断。PCR 和 RT-PCR 还能用于检测核苷酸序列的微卫星重复或短串联重复的改变。由于 PCR 技术的敏感性非常高，还可以用来检测微小病变，如可通过检测 *EWSRI - FLIl* 与 *EWSRI - ERG* 融合基因以检测尤文肉瘤病人的骨髓微小残留病变。

### （五）生物芯片技术

生物芯片技术是近年来才发展起来的高技术系列，依据生物芯片上样品所储存的不同类型信息，可分为基因芯片、蛋白芯片、细胞芯片和组织芯片等。

### （六）DNA 单链构象多态性技术

DNA 单链构象多态性（single strand conformation polymorphism，SSCP）技术是一种基于单链 DNA 构象差别来检测点突变的方法。该方法广泛用于肿瘤诊断和研究，例如可用 SSCP 检测原发性肝癌 *P53* 基因的突变。

### （七）DNA 测序技术

DNA 测序技术能可靠地检测出各个 DNA 核苷酸是否发生点突变。该技术广泛用于肿瘤的诊断及指导治疗。例如 PCR 扩增结合直接测序可用于检测胃肠道间质瘤中 *KIT/PDGFRA* 基因突变情况，以协助肿瘤医师决定是否采用靶向药物伊马替尼治疗病人；还可用该技术检测非小细胞肺癌 EGFR 基因突变情况，以协助肿瘤医师对分子靶向药物的选择并评估疗效。随着科学技术的发展，传统的 Sanger 测序已经不能完全满足临床需要，因此二代测序技术（next-generation sequencing，NGS）应运而生。与 Sanger 测序技术相比，二代测序技术对于大量的基因检测具有通量更高、速度更快、成本更低的特点。目前的应用主要有两类：①针对普通人的疾病筛查，通过测定已知的与某种疾病相关的基因序列位点，来推断其罹患该种疾病的概率；②针对肿瘤进行分子检测，通过检测已知肿瘤相关标记物的特定基因序列位点，从而对肿瘤的发病、诊断、治疗和预后提供指导性意见。但由于二代测序质量控制过程复杂、测序结果数据信息量大，其可靠性、准确性等均应在临床应用中不断完善。

### 三、流式细胞术

流式细胞术是一种应用流式细胞仪进行快速细胞定量分析和细胞分类研究的新技术。其优点是测量速度快，每秒能分类数万个细胞，精确性和灵敏性高，且可同时测定 $6\sim8$ 个参数；缺点为必须使用单细胞悬液。其应用主要表现在以下几方面：①分析肿瘤细胞增殖周期；②分析细胞增殖与凋亡；③分析细胞分化、辅助良恶性鉴别；④肿瘤相关基因（如 $P35$）定量分析，为预后判断提供依据；⑤多药耐药基因产物的定量，为化疗药物的选择提供依据；⑥肿瘤疗效监测，残存肿瘤细胞的检测以及肿瘤有无复发的判断。

### 四、电子显微镜技术

电子显微镜技术是病理形态诊断和研究中的基本技术之一。电镜分辨率远高于光镜，可达 0.2 mm，能清楚显示细胞的微细结构（亚细胞结构），可作为肿瘤病理诊断和鉴别诊断的辅助检查手段之一，也可用于肿瘤的病因和发病机制的研究。电镜的类型主要包括透射电镜及扫描电镜，其中最常用的为透射电镜。虽然免疫组织化学及分子检测技术在肿瘤的诊断及预后中的应用更为广泛，电镜检查在肿瘤病理诊断中仍起着一定的作用。例如电镜可用于判定一些疑难肿瘤的组织来源和细胞属性。朗格汉斯（Langerhans）组织细胞增生症中能见到呈杆状的伯贝克（Birbeck）颗粒，有助于确诊诊断；检测神经内分泌肿瘤（如垂体腺瘤）

细胞质内的神经分泌颗粒，依据颗粒的大小、形状、电子致密度和空晕的有无及宽度等特征并结合免疫组织化学结果，可进一步对肿瘤的亚型进行划分。

## 五、图像分析技术

图像分析技术利用图像分析仪或图像分析系统在显微镜下客观地测量组织特征。近年来应用光学、电子学和计算机研制成的自动图像分析仪（image auto analyser，IAA），已用于病理学的诊断和研究。应用数学方法将观察到的组织和细胞二维平面图像推导出三维立体定量资料，能更精确计量和分析各种图像的参数。肿瘤病理学方面，图像分析技术主要用于核形态参数的测定（包括细胞核直径、周长、面积、体积）、DNA倍体的测定和显色反应（如荧光原位杂交）的定量分析，有时还可辅助肿瘤的病理学分级和预后判断。

## 六、液体活检

液体活检肿瘤无创诊断和实时监测的新手段。其主要是通过血液、尿液甚至唾液等标本，检测包括循环肿瘤细胞（circulating tumor cells，CTCs）、循环肿瘤DNA（circulating tumor DNA，ctDNA）、小分子RNA（microrNA，miRNA）及长链非编码RNA（long noncoding RNA，lncRNA）等，以协助肿瘤诊断。与传统的组织活检相比，液体活检具有创伤小、可重复、均化异质性、精准个体化治疗、寻找治疗靶点、实时判断疗效等优点。

目前液体活检主要应用于肿瘤病人CTC和ctDNA的检测，作为标准组织学检查的辅助和补充，临床应用价值显著。

## （一）早期筛查

早期肿瘤病人，在影像学还未发现病灶时已经可以在外周血中检测到CTC和ctDNA。2007年ASCO已将CTC纳入肿瘤标志物。而对于健康人来说，血液里面可以检测到来自不同器官的 DNA，根据各个器官 DNA 所占比例及分子特征可以判定健康与否，从而及早发现病情。

（二）辅助肿瘤诊断

通过检测血液中 CTC 数目，辅助评估肿瘤分期及分级，发现肿瘤异质性。

（三）治疗方案选择，指导个性化治疗

若肿瘤病人术后 CTC 数目大于阈值，建议强化术后化疗，并根据 CTC 的分子生物学特征以及 ctDNA 的变异情况选择是否采用靶向治疗、内分泌治疗或其他治疗方式。

（四）疗效评估

通过检测 CTC 数量在不同治疗阶段的变化，可动态评估手术、放化疗及其他治疗手段的疗效。

（五）监测肿瘤转移复发风险

若 CTC 数目上升，提示肿瘤进展，转移复发风险增大；反之则提示肿瘤缓解，转移复发风险降低。

总的来说，CTC 在反映肿瘤细胞血液循环转移中具有显著优势，可以有效评估肿瘤的发生发展状态，因此在早期筛查、辅助诊断、复发监测及疗效评价上具有独特地位，而 ctDNA 更侧重于反映肿瘤基因的变异情况，因此其在治疗决策及靶向选择、耐药检测中发挥重要作用。但由于 CTC 在血液中较少，且片段化的 ctDNA 所含信息相比完整的肿瘤细胞要少，所以 CTC 和 ctDNA 在捕获、计数、检测方面存在难点。另外，目前 CTC 和 ctDNA 的检测方法多样，尚未有统一标准，各分子标记也缺乏判读标准，因此液体活检的开展仍需要大规模临床实践和大数据的支持。

## 七、数字病理

数字病理的关键技术包括全组织切片成像（whole slide imaging，WSI）、图像分析信息学、信息管理系统（储存、交流和整合平台）和数字化体外诊断（IVD）设备。其中 WSI 和信息管理系统是技术关键，其实现了显微镜下组织形态的数字化和数据化，使远程病理诊断和会诊成为可能，可以更好地利用病理专家群体的经验和智慧，提高病理诊断的准确性和工作的效率，更为组织病理形态的计算机智能识别提供了可能，将会完全改变病理学形态学诊断许多传统的方法和理念，使肿瘤组织病理学诊断和细胞病理学诊断更加适应肿瘤精准诊治的需要。

## 八、生物信息学

生物信息学是由人类基因组计划发展而产生的一门新兴交叉学科，涉及生物学、数学和计算机科学，主要研究内容是生物信息的获取、加工、分析、分配和解释等，该学科综合运用数学、计算机科学和生物学的各种工具来阐明和理解大量数据所包含的生物学意义。

生物信息学目前在肿瘤的诊断及研究中已发挥巨大的作用。传统研究肿瘤的方法是选择癌症基因、基因组区域和蛋白质，与健康组织和细胞比较。生物信息学使肿瘤的研究模式发生了巨大变化，扩大了与特定类型癌症发展相关的遗传变异的可检测数量，并能够整合分子特点从而预测癌症和治疗反应。

### （一）癌症基因组学

苏博伦（Sjoblom）和伍德（Wood）利用生物信息学工具，在可以利用的参考序列数据库中选取了 18191 个人类基因，接着测定所有肿瘤样本中这些编码基因外显子的序列，结果发现了大约 80 万个潜在突变。

（二）癌症转录组学

罗兹（Rhodes）等人分析 40 个已公布的癌症组织微阵列数据集，涉及超过 3700 个癌症样本的大约 3800 万个基因表达谱，结果发现多于 10 个的癌症病人中有 60 个基因的表达水平超过了正常组织的相同基因的表达水平。

（三）蛋白组学

蛋白质组学正在迅速发展，并且对癌症的临床诊断和疾病治疗做出了重要贡献。几项研究鉴定出了一些蛋白质在乳腺癌、卵巢癌、前列腺癌和食管癌中表达变化。例如，通过蛋白质组学技术，人们可以在病人血液中明确鉴定出肿瘤标志物。

# 第三章 临床肿瘤影像学诊断

肿瘤影像学是利用肿瘤的影像表现特点进行诊断的一门临床科学。在临床，肿瘤影像学检查目的包括肿瘤筛查、治疗前诊断、影像学分期、疗效评估、治疗后随诊、预后分析等，临床医生不仅要掌握肿瘤的影像学表现特征，更应该了解如何选择恰当的影像学检查方法。这要求临床医生不仅掌握肿瘤的生物学行为规律、临床流行病学、治疗策略等，还要熟悉不同影像学检查方法的优势所在，并了解影像学检查技术的新进展。

## 第一节 概 述

1895 年 11 月，德国物理学家伦琴在他的原子物理研究中发现了 X 射线，随着 X 线发生机和摄片装置的研制成功，X 线摄影逐渐推广应用于医学领域，奠定了医学影像学基础。100 多年来，X 线透视和摄片为人类的健康做出了巨大的贡献，时至今日，X 线诊断仍是医学影像学的主要内容。20 世纪 60 年代，超声成像（ultra sonography，US）和 γ 闪烁成像开始应用于人体检查；20 世纪 70 年代以后，计算机体层成像（computed tomography，CT）、磁共振成像（magnetic resonance imaging，MRI）的开发与临床应用，是医学影像学从单纯 X 线诊断学转变为现代医学影像学的标志，并很大程度上改变了临床医学科学的进程。20 世纪 70 年代以后出现的发射性计算机断层成像（emission computed tomography，ECT），包括了单光子发射计算机断层成像（SPECT）和正电子发射计算机断层成像（PET），使医学影像学从单纯的形态学迈进了形态学兼顾功能成像的新领域。不同成像技术的原理各不相同，诊断价值与限度各异，在临床上相互补充使用。近年来，各种影像检查技术仍不断发展和完善，包括成像时间缩短，图像质量飞速提升，各种特异性对比剂的开发和应用，CT 及 MRI 功能成像的临床应用研究等，使得肿瘤影像学不仅可以准确定性诊断、临床分期，甚至可以预测部分肿瘤的治疗效果及远期疗效等。

# 第二节　影像诊断技术及检查方法

## 一、传统影像学检查

传统影像学检查主要包括胸片、乳腺 X 线成像及消化道造影等，目前仍在临床发挥重要作用。胸部正侧位相是胸部病变最基本的影像检查手段，目前是住院病人的常规影像学检查方法；乳腺 X 线片是成年女性乳腺病变的首选检查方法之一；消化道造影用于空腔消化器官检查，为病变的定位、定性诊断提供最直观的图像依据，目前是消化道肿瘤最重要的检查方法之一。

## 二、CT 扫描检查

1969 亨斯菲尔德（Hounsfield）设计了计算机断层成像（computed tomography，CT）装置。普通 X 线片是把三维立体解剖结构摄成二维重叠图像，CT 则是断层解剖图像。CT 是以 X 线束对体部选定层面扫描，测量透出的 X 线量，计算出该层面各个体素的 X 线吸收系数，并用不同的灰度表示，从而得出图像。自问世以来，CT 技术更新迅速，其中最具有决定性意义的是 20 世纪 90 年代初螺旋扫描技术的出现。螺旋 CT 在扫描过程中，病人持续匀速平直移动，管球旋转同时进行，使 X 线扫描的轨迹呈螺旋形持续进行，而非常规 CT 的隔层间断扫描；螺旋 CT 获得扫描区域的容量数据，使得 CT 高速扫描技术、丰富的 CT

图像后处理技术成为可能。

在临床工作中，常需要向体内引入对比剂，增加软组织间密度对比，包括气体、水、碘剂等。气体和水常通过消化道引入体内。碘剂作为全身各组织 CT 增强扫描的对比剂，通过静脉注射引入体内，反映不同组织的血流灌注状态，即 CT 增强扫描；在无禁忌证的情况下，目前常规应用于肿瘤病人的 CT 检查。

目前，CT 应用非常广泛，涵盖了全身病变诊断、治疗的各个阶段，与普通 X 线比较优势明显：①检查方便，迅速安全，受检者只需静卧不动即可完成检查；②图像空间分辨率高于普通 X 线；③密度值（CT 值）直观反映了不同组织的密度差别；④通过调整图像窗宽（可视灰阶范围）、窗位（中心灰度），可以调整不同组织的对比度，有利于分辨病变组织及观察不同解剖部位；⑤CT 增强扫描可以显示不同组织的血流动力学特征，提高了 CT 诊断病变组织的能力；⑥CT 扫描所得原始数据进行后处理，得到多种重建图像，包括多平面重建（MPR）、虚拟内镜、容积重建（VR）、最大密度投影（MIP）等，进一步显示病变与周围结构的关系、骨质结构与强化血管的解剖结构、空腔组织的内部结构等。

相对于其他影像学检查方法，CT 也有其不足之处：①CT 辐射剂量高于传统 X 线检查。但目前随着技术进步，这一缺陷已得到逐步改善。②CT 伪影的形成。常见 CT 伪影种类包括射束硬化伪影、运动伪影、机器故障伪影等。③部分病人存在 CT 增强扫描禁忌证等。

### 三、磁共振成像（MRI）

生物体内的氢质子在静磁场内受到射频脉冲（radiofrequency，RF）激发后会产生磁共振现象，1946 年美国科学家珀塞尔·EM（Purcell EM）和布洛赫·F（Bloch F）各自独立研究，几乎同时发现了这一现象；在射频脉冲的激发下，人体组织内氢质子吸收能量处于激发状态，射频脉冲终止后，处于激发状态的氢质子恢复其原始状态，这个过程称为弛豫。磁共振成像（magnetic resonance image，MRI）是利用 RF 终止后，氢质子在弛豫过程中发射射频信号（MR 信号），将所产生 MR 信号进行接收、空间编码、转换后形成图像的一种技术。1980 年 MRI 扫描仪开始应用于临床，目前 MRI 技术发展非常迅速。MR 图像主要包括 $T_1$ 加权像（$T_1WI$）、$T_2$ 加权像（$T_2WI$）、质子密度加权像等形态学成像，以及 MR 波谱分析（magnetic resonance spectroscopy，MRS）、MR 扩散加权成像（diffusion weightedimaging，DWI）、灌注加权成像（perfusion weighted imaging，PWI）、MR 扩散张量成像（diffusion tensor imaging，DTI）等功能成像。MR 检查最基本、最常用的脉冲序列是自旋回波序列（spinecho，SE），SE 序列采用 90 脉冲和 180° 脉冲组合，得到标准的 $T_1WI$、$T_2WI$；$T_1WI$ 对解剖结构显示较清楚，而病变组织在 $T_2WI$ 对比更明显。SE 序列对出血更敏感，伪影相对少；但常规 SE 序列成像时间长，病人易产生运动，成像速度慢，目前通过快速 SE 成像序列，已很大程度解决了以上难题。其他常用的 MR 扫描序列包括部分饱和脉冲序列（partial saturation，PS）、反转恢复序列（inversion recovery，IR）、梯度回波序列（gradien techo，GE）等。

在 MR 扫描中，也可以经静脉引入不同类型的对比剂行 MR 增强扫描，目前临床广泛采用静脉注射钆类顺磁性物质（Gd－DPTA），达到 MR 增强扫描的目的。

相对于 CT 成像，磁共振成像技术的优点包括：①无电离辐射，无创伤；②MR 图像信息丰富，不同组织的 MR 信号强度差别明显，有利于病变的诊断；③可以实现被检测对象的任意方位的层面成像；④可进行多参数、多序列成像；⑤可提供组织代谢、功能方面的信息。但 MR 扫描也有局限性：①对于不含或少含氢质子的组织如骨骼、钙化灶等的结构显示不佳；②图像质量易受多种伪影的干扰；③扫描时间较长，图像空间分辨率略低于 CT 图像；④扫描范围受到梯度线圈的限制等。

## 四、超声成像

超声成像是通过探头把超声波定向发射到人体内，超声波在传导的过程中，遇到不同组织界面发生反射或散射，形成回声，这些携带组织信号特点的回声被捕捉、处理后，以实时、动态的图像的形式表现在荧光屏上，即为超声声像图。

超声检查操作简单、方便，无电离辐射损伤，且为实时、动态成像，可广泛应用于各类人群，包括孕妇、婴幼儿；通过探头活动，可随心所欲得到各个方向的断面图像；超声多普勒成像可以观察组织及血管的血流状态；超声造影可以动态观察病灶的血流动力学情况，有助于肝脏肿瘤的定性诊断；超声导引下穿刺活检可以直接获取组织学诊断。但超声图像分辨率低于 CT 及 MR 图像，对于较大病变，超声常无法显示全貌；且超声诊断准确率对操作者依赖性较大，一定程度限制了其诊断效能。

近年来，高频超声诊断技术已比较成熟，对某些特定肿瘤，如乳腺癌、甲状腺癌等浅表器官肿瘤，超声不仅是首选影像学检查方法，也是最佳影像学检查技术。由于超声的物理特性限制，其对骨骼、含气组织（肺、消化道）的显示差。

## 五、放射性核素显像

临床核医学主要包括两方面内容：放射性核素显像和核素治疗，其中放射性核素显像主要依赖核素发射 γ 射线的示踪现象进行成像，也属于影像诊断学范畴，又被称为影像核医学。其显像的基本原理是将放射性核素标记的药物注射入人体内参与代谢，放射性核素被组织吸收、浓聚和排泄，同时发生衰变、发射 γ 射线，射线被显像仪器定量检测并转换为图像。由于不同组织间、病变组织与正常组织间存在代谢差异，通过观察放射性浓聚差别，进行疾病的诊断。

1979 年，计算机断层成像技术开始应用于影像核医学领域，该类型的仪器被统称为发射性计算机断层成像（ECT）。ECT 与 CT 的根本区别在于前者仅接收

来自病人的 γ 射线进行计算机断层成像，后者则由 CT 扫描仪发射 X 射线进行人体扫描并同时接收衰减后的 X 射线进行计算机断层成像。ECT 包括单光子发射计算机断层成像（SPECT）和正电子发射计算机断层成像（PET）。SPECT 采用能直接发射 γ 射线的核素作为显像剂，常用的包括锝（$^{99m}$Tc）、碘（$^{131}$I）等。PET 采用能发射正电子的核素作为显像剂，临床应用最广泛的是 $^{18}$F-氟代脱氧葡萄糖（$^{18}$F-FDG），它是葡萄糖的类似物，利用了肿瘤细胞的葡萄糖代谢旺盛的特性进行显像，直观反映了肿瘤代谢信息的特点；由于正电子在组织中只能瞬间存在，PET 通过测量其在湮没辐射的过程中产生的 γ 光子，间接探测正电子的存在。

ECT 成像范围大，可以同期完成全身成像，但图像空间分辨率差，对细微结构及较小病灶的显示能力弱。在肿瘤影像诊断中，SPECT 常用于全身骨扫描，一次扫描可以显示全身骨骼大体情况，简便、直观，是诊断骨转移瘤的首选检查方法之一。目前，临床开始采用 PET-CT 来弥补常规放射性核素显像的不足。PET-CT 把 PET 图像与螺旋 CT 同机整合同期扫描，同时得到组织代谢功能的 PET 图像及精细解剖的 CT 图像，以及两者的融合图像。PET-CT 被认为既是分子影像学设备，又是功能学成像方法。

在临床肿瘤学方面，PET-CT 的主要应用范围包括：①肿瘤良恶性的鉴别诊断及恶性肿瘤恶性程度的判断；②对某些原发灶不明的恶性肿瘤寻找原发病灶；③明确肿瘤 TNM 分期；④确定肿瘤生物靶区，指导精确放疗；⑤早期观察肿瘤对化疗的反应，协助临床调整治疗方案；⑥肿瘤治疗后随诊，明确肿瘤残存、复发情况；⑦某些高危人群的肿瘤筛查等。

## 六、CT 及 MR 功能成像

目前，CT 扫描和 MR 成像的速度越来越快，图像的时间分辨率和空间分辨率飞速提高，但临床对肿瘤影像学的要求已不再局限于获得更高的组织分辨率；目前 CT 及 MR 新技术更多地专注于获取人类活体组织代谢变化的信息以及相应的功能成像，相应的新技术层出不穷，部分结果可信、发展成熟的技术已逐渐应用于临床，影像医学正在从传统的以大体病理解剖为基础的单纯形态学检查向着以形态学和反映细胞、分子水平生理生化改变的功能学检查相结合的方向发展。

CT 的功能成像以血流灌注成像为临床研究重点。其目的是研究血流动力学和组织微循环血流改变。目前 CT 灌注技术不仅解决了单血供器官的灌注，同时还可以对双血供器官（例如肝脏）进行灌注分析，进一步扩大了 CT 灌注的临床应用。

MR 功能成像技术主要包括 MR 波谱分析（magnetic resonance spectroscopy, MRS）、MR 扩散加权成像（diffusion weighted imaging, DWI）、灌注加权成像（perfusion weighted imaging, PWI）、MR 扩散张量成像（diffusion tensor imaging, DTI）等，其中，MR 扩散加权成像临床应用最广泛，其临床价值也得到广泛承认。在纯水中，水分子的扩散运动充分自由，而在活体组织中，生物膜及体液中的大分子将限制水分子的运动，不同的组织结构和分子环境对水分子运动的限制程度则不同，DWI 通过检测组织内水分子的运动状态来反映组织的结构特点，得出了大部分常见良恶性肿瘤的鉴别诊断界值。但多数 MR 功能性影像仍属于新兴技术，许多研究反映，功能性影像虽然有助于病变的检出及定性，但具体应用及临界值的确定仍需进一步总结经验，以提高诊断的准确性。

# 第三节 常见肿瘤的影像学检查方法

## 一、肺癌

肺癌是全球范围内发病率和死亡率最高的恶性肿瘤。X 线平片是胸部肿瘤病人检查中最基本的方法，目前仅作为胸部病变的初筛工具。CT 扫描是诊断肺癌的首选影像学检查方法。低剂量 CT 扫描对于肺癌筛查的价值已获肯定，国内外也积累了相当丰富的筛查经验；通过调整 CT 窗宽、窗位，可以得到纵隔窗、肺窗、骨窗等图像，来观察软组织、肺组织、骨骼和钙化组织等的详细解剖结构以及肿瘤组织与周围结构的关系、肿瘤侵犯范围、淋巴结转移、骨转移等信息。通过多平面重建矢状面及冠状面图像，有助于评价肿瘤与纵隔、大血管、胸膜和胸壁的关系。PET-CT 能够明显提高肺癌 TNM 分期的准确性，在国内尚未常规应用。MRI 可以作为 CT 的重要补充，在脑转移、骨转移的评估中有重要作用。

中央型肺癌发生在肺段和肺段以上支气管，表现为：①支气管改变，病变处支气管壁增厚、支气管腔狭窄；②肺门形态不规则的软组织肿块；③远端肺组织阻塞性改变，包括阻塞性肺炎、肺不张，表现为远端肺组织实变，或肺叶、肺段均匀性密度增高；伴肺纹理聚拢、体积缩小或右肺上叶不张时，下缘形成反"S"征。周围型肺癌发生在肺段以下支气管，表现为：①肺内结节或肿块；②病灶形态不规则，呈分叶状（分叶征）；③边缘多发细短毛刺（毛刺征）；④偏心性空洞，或伴有壁结节；⑤相邻胸膜凹陷伴线形、喇叭口样索条影牵拉改变（胸膜凹陷征）；⑥增强扫描呈轻、中度不均匀强化。发生在特定部位的肺癌——肺上沟瘤，又叫肺尖癌，发生在胸廓上入口内，表现为局部肿物、伴胸膜增厚、胸壁侵犯。

## 二、结直肠癌

气钡双重对比结肠造影可以对结直肠进行全面评估，图像直观、操作简单，被认为是一种安全、准确的全大肠检查方法。1997 年双重对比钡剂灌肠法同时被多中心胃肠协会和美国癌症中心推荐作为结肠癌筛查的一线检查方法。目前 CT 被认为是一种安全性高、依从性好、一次性检查受益率高的检查方法，其一次扫描，可以得到常规横断面图像；随着医学技术的发展，CT 结肠内镜可以通过三维重建形成结直肠立体影像图像，把 CT 结肠内镜中腔内病变标注在三维重建后的立体影像中，是目前对结直肠肿瘤的定位诊断中最精确的诊断方法。MR

诊断直肠肿瘤的定性、定位，以及直肠癌分期准确率均高于 CT 检查，而且具有无辐射性的优点，但该项检查扫描视野有限，容易受到肠道蠕动影响，目前多局限于直肠肿瘤的检查。

结直肠早期癌表现为肠壁息肉样病变，气钡双对比造影呈分叶状小的在壁性结节，边缘光整。CT 表现为肠壁局限性增厚，当出现基底部肠壁凹陷时，需高度警惕早期癌。

进展期结直肠癌大体分为隆起型、浸润型（狭窄型）和溃疡型。①隆起型表现为偏心性肠壁肿物，局部肠管狭窄，与正常肠壁分界清楚，表面可有溃疡形成（钡斑存留或腔内龛影）。②浸润型表现为肠管狭窄呈"苹果核征"，黏膜破坏，管壁僵硬，与正常肠管分界清楚。③溃疡型表现为扁平病灶内较大龛影，位于管腔内，周围有不规则环堤，此类型临床较少见。表现为肠壁肿物，肠腔狭窄，肿物侵达肠壁外时可见脂肪间隙内索条影；转移淋巴结常位于肠系膜上、下血管旁的肠系膜内及主动脉旁。肝脏是结直肠癌转移的最好发部位，表现为环形强化的略低密度影，呈"牛眼征"。

## 三、肝细胞癌

肝细胞癌（hepatocellular carcinoma，HCC）是我国最常见的恶性肿瘤之一，常伴有乙肝、丙肝、肝硬化等；根据肝细胞癌临床诊断标准，典型 CT 或 MR 表现结合临床及生化检查，无须病理证实，即可作为最终诊断结果。

常规超声检查可用于肝脏病变的初筛，由于该项检查容易受到腹壁脂肪、肋骨、肠气等干扰，肝顶部（肝膈下部分），Ⅶ段、Ⅷ段和Ⅲ段的肿瘤常常显示欠佳，严重肝硬化病人病变检出的敏感性明显下降，不能单独完成肝癌的临床诊断，常需要 CT 或 MR 进一步检查。由于肝脏门静脉供血量远远高于肝动脉，而肝细胞癌主要由肝动脉供血，CT 及 MR 诊断肝细胞癌，均需要平扫及至少三期增强扫描（动脉期、静脉期、延迟期）。早期肝癌及小肝癌的 MRI 诊断准确性高于 CT 扫描，肝细胞癌大于 3 cm 时，CT 或 MR 诊断的敏感性、特异性无差别；影像学检查定性诊断困难时，往往需要两种，甚至多种影像学检查结果相互补充、配合，才可能得到较准确的诊断结果。目前，MR 检查开发了多种诊断特定肿瘤的特异性对比剂，通过增强扫描，可进一步提高肝癌的诊断准确性。肝动脉造影诊断肝细胞癌操作复杂、有创伤、并发症高，目前临床应用极少；超声引导下穿刺活检可用于肝癌的定性诊断。

较小的 HCC 病灶超声表现为均匀低回声，通常随着肿瘤的增大，肿瘤组织内发生脂肪变性、纤维增生，肿瘤细胞间质比例增多，内部回声将呈低回声→等回声→高回声→混合回声方向发展。HCC 在 CT 平扫多表现为低密度；随着病灶体积增大，肿瘤组织可发生坏死、出血、钙化或脂肪变性，CT 表现密度不均；CT 增强典型特征为"快进快出"，动脉期明显强化，静脉期表现为相对低密度。MR 表现为 $T_1WI$ 低信号、$T_2WI$ 高信号，肿瘤发生坏死、变性时，信号混杂。HCC 常伴有门静脉、肝静脉或下腔静脉瘤栓、动静脉瘘等，在增强扫描的静脉期瘤栓显示最明显。

## 四、乳腺癌

无论在发达国家还是发展中国家，乳腺癌均已成为女性最常见的恶性肿瘤。乳腺常见的影像学检查方法包括乳腺 X 线片、超声和 MRI。

乳腺 X 线片是目前唯一被证明可降低乳腺癌死亡率的筛查方法，其优势在于对微小钙化检出敏感，能够发现无临床症状、触诊阴性的乳腺癌；但对致密型乳腺敏感度低，靠近胸壁的乳腺癌容易漏诊。乳腺超声的主要优势在于评估临床扪及异常而 X 线片显示为致密型的乳腺，但微小钙化显示不佳。乳腺超声与乳腺 X 线片有非常强的互补性，两者需要联合应用。

MRI 具有极好的软组织分辨率和无辐射特点，对乳腺癌检出的敏感性达 90% 以上，诊断准确率也高于超声及乳腺 X 线检查。乳腺 MRI 适应证包括：①乳腺

X 线和超声对病变检出或确诊困难者；②腋窝淋巴结肿大，需评价是否存在隐性乳腺癌者；③乳腺癌术前分期或预行保乳手术检出多中心、多灶者；④植入乳腺假体，X 线和超声显示病灶不满意者；⑤乳腺癌新辅助化疗后的疗效评价；⑥乳腺癌保乳手术及放疗后随诊；⑦乳腺癌遗传基因缺陷的高危人群筛查。

乳腺导管原位癌 X 线表现为点状、线状、分枝状、蠕虫状钙化，成簇或沿导管走行分布；MRI 表现为段祥、导管样分布的非肿块异常强化；超声诊断敏感性低，无明显特征性。浸润性乳腺癌 X 线片表现为乳腺不规则肿块，边缘毛刺或模糊，肿物内或边缘可见微小成簇钙化，相邻腺体结构扭曲；皮肤增厚、收缩，乳头凹陷。超声表现肿物与腺体分界不清，边缘分叶状或毛刺影，呈"蟹足样"浸润，后方可有或无回声衰减，肿物垂直皮肤方向的经线大于平行于体表方向的经线；多普勒图像表现内部点状、穿入性血流信号，血流阻力指数常大于 0.7；同侧腋窝或锁骨上常可探及肿大淋巴结。MRI 扫描 $T_1WI$ 低信号，$T_2WI$ 不均匀中高信号，增强扫描快速强化，延迟后强化程度常减低，时间信号强度曲线多呈"流出型"或"平台型"。

## 五、胰腺癌

胰腺癌早期诊断困难，80%的病人就诊时已属晚期，预后极差，总的 5 年生存率小于 5%。胰腺癌的影像学检查方法包括超声 CT、MRI、PET-CT 等。

CT 扫描是诊断胰腺癌的首选方法，可对胰腺肿瘤进行诊断、分期及治疗效果的评估，以及术后随诊。MR 扫描技术在显示胰腺肿瘤、判断血管受侵等方面均显示出更高的价值。磁共振胰胆管水成像（MRCP）采用 MR 水成像技术，可无创性获得胆道、胰管全貌操作简单方便、安全性高，但 MRCP 在胰腺癌早期诊断方面尚不能取代经内镜逆行性胆胰管造影（ERCP）。由于胰腺位置深在，容易受到肠气腹壁脂肪等的影响，超声诊断价值有限；经内镜超声（EUS）采用高频探头经内镜近距离观察胰腺，不受胃肠道内气体、体型、肺等对超声波传导的影响，能较好地显示胰周血管和淋巴结；但 EUS 属有创性检查，价格较贵，操作技术相对较为复杂，也难以显示胰周血管的全貌及肝脏和其他腹腔内的转移情况。术中超声对胰腺内较小的肿瘤定位准确、可靠，为外科手术提供路标，同时可行穿刺活检获得组织学诊断。

胰腺癌的超声检查表现为胰腺内低回声肿物，回声不均，内部可见无回声液化坏死区；远端胰管扩张。CT 扫描可见胰腺内略低密度肿物及小于 2 cm 的病灶，局部胰腺外形增大、膨隆；病变较大时侵出胰腺边界，侵犯周围血管、肠管结构，脂肪间隙模糊；病变远端胰腺萎缩，增强后强化不明显，内部坏死区无强化。MRI 扫描 $T_1WI$ 低信号，$T_2WI$ 中高信号或混杂信号，增强扫描强化形态与 CT 相似，但病变轮廓更明显。胰头癌多伴发低位胆道梗阻，胰管、胆管同时扩张，但扩张的胆总管位于胰管的前外侧，表现为分离的"双管征"。

## 六、鼻咽癌

CT 能提供直观的解剖图像，能较 MRI 更清楚地反映颅底骨质破坏情况；MRI 软组织对比度高，能清楚反映鼻咽黏膜、肌肉、咽旁间隙的解剖信息，是目前公认的鼻咽癌首选影像学检查方法。

MRI 表现为鼻咽黏膜增厚、鼻咽壁肿物，$T_1WI$ 低信号、$T_2WI$ 中高信号，病变侧咽隐窝消失，增强扫描中等强化；肿物常侵犯咽旁肌群、咽旁间隙、颅底骨质、岩骨尖，甚至沿颅底孔隙侵入颅内。

## 七、胃癌

胃癌常用的影像学检查方法包括上消化道造影和 CT 扫描。气钡双重对比造影是诊断胃癌首选和最常用的影像检查方法，CT 在肿瘤的分期和手术切除性评估及术后随访等方面发挥着重要作用。EUS 可用于肿瘤 T 分期和 N 分期的评估，但对于评估远处淋巴结转移的准确度有限。

早期胃癌影像学检查检出率低，进展期胃癌大体分为隆起型、局限溃疡型、浸润溃疡型、浸润型。消化道造影表现为腔内肿物，黏膜破坏、中断，腔内龛影伴周围不规则环堤、指压征、裂隙征，病变胃壁僵硬；浸润型胃癌表现为"皮革样"胃。

## 八、宫颈癌

常用的影像学检查方法包括超声（包括经腹超声和腔内超声）、CT 及 MRI。超声受分辨率限制，对宫颈癌诊断价值有限；CT 软组织分辨率低，对早期宫颈癌的检出及病变范围显示不佳，其作用在于检出淋巴结转移、盆腔及远处转移；MRI 具有高度的软组织分辨力，多序列、多体位扫描方式，是宫颈癌术前分期的最佳选择。

超声可发现宫颈肿物，表现为低回声或内部回声不均；CT 表现为宫颈等密度肿物，增强扫描肿物表现为不均匀强化，但略低于宫颈基质，CT 诊断价值有限。MRI 平扫 $T_1WI$ 呈等信号、$T_2WI$ 呈不均匀中高信号，增强扫描早期强化，与宫颈基质对比较 CT 明显。

# 第四章 肿瘤标志物诊断

肿瘤标志物指特征性存在于恶性肿瘤细胞或由恶性肿瘤细胞异常产生的物质,抑或是宿主对肿瘤反应而产生的物质,可用于确定肿瘤存在、评价病人预后、对病人的治疗效果进行监测。肿瘤标志物存在于细胞质和细胞核中,与细胞表面膜相连,在血液中进行循环。大多数肿瘤标志物可以用免疫学的技术进行检测。

## 第一节 概 述

从临床诊断肿瘤的需求考虑,理想的肿瘤标志物应具有以下特性:①灵敏度高,能早期发现和诊断肿瘤;②特异性好,仅肿瘤病人呈阳性,能对良、恶性肿瘤进行鉴别诊断;③能对肿瘤进行定位,具有器官特异性;④与病情严重程度或分期有关;⑤能监测肿瘤治疗效果和肿瘤的复发;⑥能预测肿瘤的预后。

实际上,绝大部分的肿瘤标志物既存在于肿瘤中,也存在于正常人群和非肿瘤病人中,只是肿瘤病人的标志物浓度高于非肿瘤病人。唯有前列腺特异抗原、甲胎蛋白等几个极少数的肿瘤标志物呈现器官特异性。大多数肿瘤标志物在多种癌症上呈阳性,但阳性率不一。

## 一、临床应用范围

### (一) 肿瘤的早期发现

目前，由于肿瘤标志物阳性率和特异性都不很高，很少被用于人群普查，诊断早期肿瘤。在所有的标志中，能用于普查无症状肿瘤病人的标志只有两个，前列腺特异性抗原（PSA）和甲胎蛋白（AFP）。虽然大多数肿瘤标志物特异性敏感性都不高，但它是发现早期无症状肿瘤病人的重要线索，可作为肿瘤的辅助诊断工具，广泛应用于临床。

### (二) 肿瘤的鉴别诊断

肿瘤标志物常用于鉴别良、恶性肿瘤，此时临床已获得证据提示病人可能患某脏器肿瘤，肿瘤标志物往往能提供有用的信息区分良、恶性肿瘤。

### (三) 肿瘤的预后判断

一般来说，治疗前肿瘤标志物浓度明显升高，表明肿瘤分期较晚，患病较长，可能已有转移，预后较差。

### (四) 肿瘤的疗效监测

大部分肿瘤标志物的测值和肿瘤治疗效果相关。标志物下降程度通常可以反映治疗的效果。

### (五) 肿瘤复发的指标

肿瘤标志物呈直线上升，提示极有可能肿瘤复发。正在治疗的病人，肿瘤标志物的升高，意味疾病恶化。

## 二、肿瘤标志物应用原则

肿瘤标志物的应用价值取决于其敏感度和特异度。然而目前临床常用的肿瘤标志物中，大多数的敏感性及特异性均不高。肿瘤标志物应用应遵循以下原则。

### (一) 高危人群筛查的应用原则

应用肿瘤标志物对高危人群进行筛查时应遵循下列原则：①肿瘤标志物对早期发现肿瘤具有较高的灵敏度；②测定方法的灵敏度、特异性和重复性好（如AFP 和 PSA）；③筛查费用经济、合理；④对筛查中肿瘤标志物异常增高，但无症状和体征的病人，必须复查和随访。

### (二) 临床诊断和病程监测原则

1. 动态监测

肿瘤标志物测定的临床价值在于动态观察。每个肿瘤病人对于各种肿瘤标志物都有各自的基础水平。每个病人肿瘤标志物水平的动态变化才是至关重要的，有时甚至在参考区间内的浓度变化也是有价值的。

一些非恶性疾病也可引起肿瘤标志物浓度升高，但大多是一时性，而恶性肿瘤引起肿瘤标志物浓度升高则是持续性的。

2. 定期检测

一般而言，作为疗效监测指标，治疗前应对每个病人测定肿瘤标志物。治疗后 30 天内（测定时间应根据肿瘤标志物半衰期而定）进行第 1 次肿瘤标志物疗效检测。在治疗后第 1~2 年，每 3 个月测定 1 次。第 3~5 年，每半年检测 1 次。第 5~7 年，每年 1 次。每次改变治疗方案，或怀疑肿瘤复发和转移时，应及时测定肿瘤标志物浓度，如发现明显增高，应在 1 个月后复查 1 次，连续 2 次升高，提示有复发或转移可能。

3. 联合检测

同一种肿瘤或不同类型的肿瘤可有一种或几种肿瘤标志物异常，同一肿瘤标志物也可在不同的肿瘤中出现，因而，多指标应用可在某一范围内寻找有效的诊断和监测肿瘤标志物。此外，肿瘤组织和细胞的发生、发展是复杂的多步骤过程，肿瘤常有多种肿瘤标志物的异常，且在其不同的发展阶段或不同的肿瘤细胞类型中，肿瘤标志物可能还有所不同。

# 第二节　肿瘤标志物的分类

肿瘤标志物来源广泛，习惯上按标志物本身的性质，将肿瘤标志物划分为以下 6 类：①酶类；②激素；③胚胎抗原；④蛋白类；⑤糖蛋白类；⑥基因标志。

## 一、酶类肿瘤标志物

酶类标志物特点：①酶类存在广泛，肿瘤的发生、发展涉及全身多种酶类；②总体来说酶类标志物特异性不高；③酶类标志物的敏感性较高，但其低特异性限制了酶类标志物的应用，目前主要用于肿瘤治疗和预后监测；④同工酶的分析应用提高了酶标志物的敏感性和脏器特异性；⑤目前临床上主要测定酶的活性，酶的活性受多种因素影响和干扰，稳定性较差，不少学者建议测定酶质量代替测定酶活性。

### (一) 碱性磷酸酶

在碱性条件下，碱性磷酸酶（alkaline phosphatase，ALP）能水解各种磷酸酯键释放出无机磷，在磷酸基的转移中起重要作用。ALP 来自肝脏、胎盘和骨组织。ALP 异常见于原发和继发性肝癌、胆道癌。其他肿瘤，如前列腺癌、白血病、肉瘤、淋巴瘤，ALP 也会升高。ALP 及其同工酶相结合，提高了诊断的敏感性和特异性。

### （二）乳酸脱氢酶

乳酸脱氢酶（lactate dehydrogenase，LDH）是糖代谢中的主要酶，催化乳酸变成丙酮酸的氧化反应，广泛分布于各种细胞中。一旦细胞受到肿瘤侵袭，LDH就从细胞中释放出来，血中 LDH 水平随之增高。①LDH 的特异性较差；②由于各组织中的 LDH 含量较血清高上千倍，微量损伤也足以引起血清 LDH 的升高，故敏感性较高；③用于估计癌症病人有无转移和转移部位，当肝癌病人脑脊液LDH 升高，提示肿瘤向中枢神经系统转移。

### （三）神经元特异性烯醇化酶

神经元特异性烯醇化酶（neuron specific enolase，NSE）存在于神经组织和神经内分泌系统，当这些部位患癌症时 NSE 可升高，如小细胞肺癌、神经母细胞瘤、嗜铬细胞瘤、甲状腺瘤、骨髓瘤、类癌、胰腺癌病人。NSE 和病情的发展相关，其值越高，疾病恶性程度越高。

### （四）前列腺特异抗原

前列腺特异抗原（prostate specific antigen，PSA）是前列腺癌的最主要肿瘤标志物。PSA 有高度脏器特异性，但部分良性前列腺病（BPH）也能升高。

PSA 是目前可用于前列腺癌筛查的标志。PSA 在低浓度时和良性前列腺增生（BPH）有重叠。临床大都应用血清中 f-PSA/t-PSA 比值来鉴别良、恶性前列腺肿瘤。当 t-PSA 在 $4.0 \sim 10.0 \mu g/L$ 时，血清中 f-PSA/t-PSA 比值为 0.15 可作为前列腺肥大和前列腺癌的鉴别要点，比值 $<0.15$ 时前列腺癌的可能性大。

（五）γ-谷氨酸转肽酶

γ-谷氨酸转肽酶是 γ-谷氨酰循环中的关键酶，催化谷氨酰基转移到氨基酸上，形成 γ-谷氨酰氨基酸。临床 γ-GT 多用 AFP 于阴性的肝癌的辅助诊断。

## 二、激素类标志物

作为肿瘤标志物的激素有如下特点：①恶性肿瘤异位激素分泌量少，且不恒定；临床应用较多的是 HCG。②除少数肿瘤外，其余肿瘤和激素关系并不固定，有时同一种肿瘤可分泌多种激素，有时几种肿瘤分泌同一种激素；分泌激素最多的是肺癌。

肿瘤病人激素升高的机制为：①在肿瘤发生时，内分泌组织反应性地增加或减少激素的分泌；②异位激素，如小细胞肺癌分泌促肾上腺皮质激素。

（一）降钙素

降钙素是由甲状腺 C 细胞分泌的一种由 32 个氨基酸组成的多肽，分子量为 3.5 kDa，半衰期为 4～12 分钟。在血钙升高时分泌，抑制钙自骨中释放，降低血钙和血磷。降钙素常用于筛查甲状腺髓样癌病人的无症状的家族成员，监测甲状腺髓样癌的治疗和疾病复发。

（二）人绒毛膜促性腺激素

人绒毛膜促性腺激素（humam chorionic gonadotropin，HCG）是在妊娠期由胎盘滋养细胞分泌的糖蛋白，由 α 和 β 两个亚单位组成，α 亚单位也是其他激素如促卵泡生成素、黄体生成素和促甲状腺素的组成成分，β 亚单位仅存在于 HCG。β-HCG 正常参考值上限为 5.0 U/L。正常孕妇在早期 β-HCG 升高，直至分娩后下降。

## （三）儿茶酚胺类物质

儿茶酚胺类物质是一类结构中都含有儿茶酚的物质的总称，包括肾上腺素、去甲肾上腺素、香草扁桃酸（VMA）等，它们除了在嗜铬细胞瘤明显升高外，70%神经母细胞瘤 VMA 升高。

## （四）激素受体

在乳腺癌病人，黄体酮和雌二醇水平并无变化但部分病人黄体酮受体（PR）和雌二醇受体（ER）增加。

## 三、胚胎抗原

### （一）甲胎蛋白

甲胎蛋白（alpha-Fctoprotein，AFP）是人类认识较早的比较有价值的肝癌和生殖细胞瘤的肿瘤标志物，至今已应用了 30 余年。良性肝脏疾病如肝炎、肝硬化病人血清中 AFP 也升高，但 95%小于 200 $\mu g/L$，如 AFP 超过 500 $\mu g/L$，谷丙转氨酶（SGPT）基本正常，常常提示肝癌。近 80%肝癌 AFP 升高，50%的肝癌可测到高浓度的 AFP。

AFP 和 HCG 结合还用于为精原瘤分型和分期。

### （二）癌胚抗原

癌胚抗原（carcinoembryonic antigen，CEA）是一种糖蛋白，分子量 150～300 kD，是一条由 641 个氨基酸组成的蛋白；电子显微镜免疫组化技术证实这种蛋白确实存在于正常结肠柱状细胞和杯状细胞。1989 年已发现 CEA 有 5 种互相不重叠的抗原决定簇，分别命名为 Gold1～5，其中 1～3 有很高的特异性，而4～5有交叉反应。胎儿在妊娠两个月后由消化道分泌CEA，出生后消失。

在包括直肠癌胰腺癌、胃癌、肺癌、乳腺癌等多种肿瘤，病人可出现CEA升高。但需与肝硬化肺气肿、直肠息肉、良性乳腺痛、溃疡性结肠炎相鉴别。目前认为CEA有较高的假阳性率和假阴性率，所以不适合用于肿瘤普查。当CEA比正常持续升高5～10倍，强烈提示恶性肿瘤特别是肠癌的存在。CEA还常用于监视胰腺癌、胃癌、肺癌、乳腺癌的治疗，早期局限的乳腺癌病人CEA应该是正常的，一旦升高表明有骨或肺转移。

## 四、特殊蛋白质类标志

大多数实体瘤是由上皮细胞衍生而来，当肿瘤细胞快速分化、增殖时，一些在正常组织中不表现的细胞类型或组分大量出现，如作为细胞支架的角蛋白，成为肿瘤标志物。

### (一) 角蛋白

细胞角蛋白（cytokeratin，CK）是细胞体间的中间丝，在正常及恶性的上皮细胞中起支架作用，支撑细胞及细胞核。肿瘤细胞中最丰富的是CK18和CK19，细胞分解后释放至血中。CYFRA21-1是角蛋白CK19的一种，对肺癌特别是非小细胞肺癌（NSCLC）有较高诊断价值，敏感性达80%。它既能早期诊断又与瘤块生长有关。

### (二) 鳞状细胞癌抗原

鳞状细胞癌抗原（squamous cell carcinoma antigen，SCCA）是一种糖蛋白，是从1977年从子宫颈鳞状细胞分离的抗原亚组分。血清中的SCCA浓度和鳞状细胞癌的分化程度有关。

在子宫颈癌、肺癌（非小细胞肺癌）、皮肤癌、头颈部癌、消化道癌、卵巢癌和泌尿道肿瘤中都可见 SCCA 升高。早期癌肿 SCCA 很少升高，故 SCCA 不能用于肿瘤普查。SCCA 升高程度和肿瘤的恶性程度密切相关，SCCA 一旦升高往往预示病情恶化，伴发转移，所以常用于治疗监视和预后判断。

### （三）铁蛋白

铁蛋白对体内铁的转运、贮存以及铁代谢调节具有重要作用，是铁的主要贮存形式。当铁负荷增多或肝病时铁蛋白可升高，除此之外，很多肿瘤病人，如霍奇金淋巴瘤、白血病、肝癌、胰腺癌、乳腺癌等的病人铁蛋白也可升高。

## 五、糖蛋白类抗原

糖蛋白类抗原可粗分为两类：CA125、CA15-3（CA 代表癌症，后面的数字往往代表了获得该抗原的肿瘤细胞系编号）是哺乳动物上皮细胞分泌的大分子量黏蛋白；而 CA19-9、CA50、CA242 是唾液酸岩藻糖的衍生物，常为消化道肿瘤、胰腺癌的标志。

### （一）CA125

CA125 的抗原决定簇和胚胎发育期卵巢上皮的大分子量的糖蛋白相关，能检测出常见的非黏液性卵巢上皮细胞癌，但不易测出内膜细胞癌和透明细胞癌。健康人群血清 CA125 含量很低，其上限为 35 kU/L。

50%I 期卵巢癌病人和 90% 的 II 期以上的卵巢癌病人血清 CA125 升高，CA125 值和肿瘤大小、肿瘤分期相关。CA125 对鉴别卵巢包块的良、恶性有价值。

### （二）CA15-3

CA15-3 于 1984 年发现，分子量 300~500 kD。CA15-3 包含两种抗体。一是

用鼠抗人乳腺癌肝细胞转移株的膜的单克隆抗体 DF3 制备的，还有一种抗体 115DB 是鼠抗人乳小脂球抗体。

在健康人群，血清 CA15-3 参考值上限为 25 kU/L。5.5%的正常人、23%的原发性乳腺癌病人和 69%的有转移的乳腺癌病人超过了这一水平。在另一些恶性肿瘤中也能见到 CA15-3 升高，这包括 80%的胰腺癌、71%的肺癌、68%的乳腺癌、64%的卵巢癌、63%的直肠癌、28%的肝癌；CA15-3 升高还可见于一些良性疾病肝病和良性乳腺病（16%）。由于原发性乳腺癌 CA15-3 升高不显著，因而 CA15-3 常用于转移的乳腺癌病人的诊断。

（三）CA19-9

CA19-9 的特异单抗 1116NS199 是 1981 年从大肠腺癌细胞系和免疫鼠杂交瘤产物分离而来，分子量 210 kD。CA19-9 抗原决定簇是唾液酸化型乳 II 酸岩藻糖，是肿瘤细胞神经节苷脂。

CA19-9 正常参考值上限为 37 kU/L，99%正常人<37 kU/L。CA19-9 脏器特异性不强，在各种腺癌中都可升高，99%的胰腺癌、67%的肝胆管癌、40%~50%的胃癌、30%~50%的肝癌、30%的直肠癌、15%的乳腺癌 CA19-9 升高。CA19-9 水平还和胰腺癌的分期有关。

（四）CA50

CA50 来自抗直肠腺癌细胞系（COLO205）抗体，CA50 抗体可识别含两个碳水化合物的抗原决定簇，这一抗原在血清中存在形式是糖蛋白，是去岩藻糖基的 CA19-9，唾液酸化的 I 型乳糖系四糖，在组织中的存在形式是神经节苷脂。CA50 升高最多见于消化道肿瘤。

（五）CA242

CA242 是胰腺和直肠癌的标志，抗体来自直肠癌细胞系，Colo205 是一种唾液酸碳水化合物，CA242 能识别 CA50 和 CA19-9 的抗原决定簇。

（六）CA72-4

CA72-4 的敏感性不高，但它和 CEA 在诊断肿瘤时有互补作用，两者同时使用可提高诊断胃癌的敏感性和特异性。

## 六、癌基因

（一）*ras* 基因

*ras* 家族基因编码酪氨酸激酶。临床上 *ras* 基因突变多见于神经母细胞瘤、膀胱癌、急性白血病、消化道肿瘤、乳腺癌，在上述疾病中 *ras* 基因突变后的表达产物—P21 蛋白增加并且和肿瘤的浸润度转移相关，肿瘤病人 *ras* 基因的突变率为 15%～20%。

（二）*myc* 基因

*myc* 基因是从白血病病毒中发现的，它和 DNA 合成、细胞信号转录细胞分化相关，尤其在 $G_1$ 和 S 期 myc 表达最强。目前 mye 基因蛋白标志物主要用在判断肿瘤的复发和转移上。

（三）*p53* 抑癌基因

p53 基因是一种抑癌基因，位于第 17 号染色体短臂（17p13），它通过控制细胞进入 S 期控制细胞分化，监视细胞基因组的完整性，阻止具有癌变倾向的基因突变的发生。

### （四）BCR - ABL

90%以上的慢性粒细胞白血病病人的血细胞中出现 Ph1 染色体，t（9；22）（q34；q11），9 号染色体长臂上 *ABL* 原癌基因易位至 22 号染色体长臂的断裂点集中区（BCR），形成 *BCR/ABL* 融合基因。此基因产生一种新的 mRNA，编码的蛋白为 P210。P210 具有增强酪氨酸激酶的活性，改变了细胞多种蛋白质酪氨酸磷酸化水平和细胞微丝机动蛋白的功能，从而扰乱了细胞内正常的信号传导途径，使细胞失去了对周围环境的反应性，并抑制了凋亡的发生。Ph1 染色体和 *BCR/ABL* 融合基因是慢性粒细胞白血病的分子基础，并可作为区分典型慢性粒细胞白血病和非典型慢性粒细胞白血病的诊断指标。

## 第三节　肿瘤标志物的临床应用

肿瘤标志物不仅可以用于健康人群或肿瘤高危人群的筛查，还可以在临床中作为早期诊断、鉴别诊断、评价疗效和观察复发的依据。多种肿瘤标志物的联合检测可早于影像学检查发现肿瘤的发生或复发转移。下面就常见的恶性肿瘤的标志物及其临床应用进行介绍。

### 一、乳腺癌

乳腺癌的肿瘤标志物包括：雌激素和孕激素受体 CA15-3、CEA、HER-2。雌激素和孕激素受体是主要的乳腺癌组织肿瘤标志物。现在 HER-2 的检测结果已经用于决定乳腺癌转移的病人是否应该接受单克隆抗体赫赛汀的治疗。

## （一）雌激素和孕激素受体

雌激素和孕激素受体已经用作激素治疗反应的预测指标。雌激素和孕激素受体的水平还作为预测指标用于评价激素治疗副作用。总的来说，雌激素受体阳性的肿瘤病人预后较好而雌激素受体阴性的病人预后较差。雌激素和孕激素受体已经和其他因子一起作为预后的检测指标，以区别高复发危险（预后不良）和低复发危险（预后良好）乳腺癌病人的肿瘤类型。

## （二）CEA 和 CA15-3

CA15-3 是种高分子量的黏蛋白（糖蛋白），称为 MUC-1。癌胚抗原（CEA）和 CA15-3 已经用于乳腺癌转移的检测。CA15-3 的水平和病人的临床状态以及肿瘤治疗的应答有关。研究结果表明，CA15-3 肿瘤标志物可用于乳腺癌病人治疗过程中病情的进程和消退的监测。在临床上同时使用 CA15-3 和 CEA 比单独使用 CA15-3 能够检测出更多的早期复发肿瘤病人。

## （三）HER-2

乳腺癌 *HER-2* 基因扩增或蛋白过表达，与疾病进展和预后相关。目前临床上选用免疫组织化学法进行筛查，用荧光原位杂交技术对结果进行确认。

乳腺癌病人中有 25%~30% 存在 HER-2 过度表达，且 HER-2 受体表达呈强阳性的病人平均生存期明显低于阴性病人。赫赛汀是用于乳腺癌治疗的靶向药物，其靶点即为 HER-2。赫赛汀的应用使乳腺癌的治疗进入了新的阶段。

## 二、肺癌

肺癌中常用的肿瘤标志物有神经元特异性烯醇化酶（NSE）、癌胚抗原（CEA）、CYFRA21-1 鳞状细胞癌相关抗原（SCCA）。

肺癌的诊断主要靠医学影像、内镜检查、术中所见和病理学检查。由于缺乏灵敏度以及器官和肿瘤特异性，上述肿瘤标志物都不适用于肺癌的筛查（无论是无症状人群还是肿瘤高危人群的筛查）。虽然血清 CYFRA21-1、NSE 和 CEA 都与肿瘤负担相关，但肿瘤的发展阶段和这些肿瘤标志物的产生并没有持续的相关性。但总体看来，高肿瘤标志物浓度反映肿瘤病人病情的发展、提示预后不良。

（一）神经特异性烯醇化酶（NSE）

可用于小细胞肺癌 SCLC 的诊断和检测。血清中 NSE 升高是 SCLC 的重要特征。在目前已知的肿瘤标志物中，NSE 是灵敏度最高的，其次为血清 LDH 水平。除 SCLC 之外，类癌、神经母细胞瘤和黑色素瘤也可以出现 NSE 升高。

（二）CYFRA21-1

是相对较新的肿瘤标志物，用抗细胞角蛋白 19 片段的两个单克隆抗体进行测定。免疫组织化学研究表明，肺癌中富含细胞角蛋白 19 片段，CYFRA21-1 是 NSCLC 最灵敏的肿瘤标志物。对于监测疾病复发，CYFRA21-1 也具有较高的敏感度和特异性。CYFRA21-1 是诊断鳞状细胞癌较为可靠的方法。

（三）肿瘤标志物在肺癌临床中的应用

①CYFRA21-1、CEA 和 NSE 不应用于无症状或肺癌高危人群（吸烟者）的肺癌筛查。②在肺癌病人治疗前可依据病理检查结果进行 CYFRA21-1、CEA 和（或）NSE 的检测。如果在手术前不能得到病理诊断结果，就应检测以上 3 个肿瘤标志物。③对于那些怀疑患有不宜手术的肺癌，又无病理诊断结果的病人，血清 NSE 水平的升高提示其可能患有小细胞肺癌。④肿瘤标志物的连续测定结果有助于评价肿瘤是否完全消除并且可以提供病情复发的早期信息。⑤SCLC 病人系统治疗过程中 NSE 的检测可以反映治疗的效果。

### 三、卵巢癌

大约有 90% 的卵巢恶性肿瘤都是上皮来源，其余为生殖细胞肿瘤或性腺基质癌。由于早期症状不明显，大约 70% 的病人为进展期，总体 5 年相对存活率为 30%；Ⅲ期和Ⅳ期病人的存活率仅为 10%。与此相反，早期诊断出的卵巢癌病人的存活率为 90%。肿瘤标志物对手检出早期卵巢癌有很大帮助；但现有的肿瘤标志物对早期上皮细胞癌的诊断没有帮助。目前，卵巢癌最好的肿瘤标志物是黏蛋白 CA125。虽然大约 80% 的上皮卵巢癌病人发现有 CA125 水平的升高，但仅有 50% 的 FIGO（国际妇产科联合会）Ⅰ期病人出现高水平的 CA125。

用 CA125 进行筛查的主要问题是对于早期疾病缺乏灵敏度（仅有 50% 的Ⅰ期病人 CA125 升高）和特异性。建议不要使用 CA125 进行卵巢癌大规模的人群普查和偶发病例的检查。

注意事项：①CA125 不是卵巢癌的特异性标志物，输卵管腺癌、子宫内膜癌、宫颈癌、胰腺癌、肠癌、乳腺癌和肺癌病人 CA125 的水平也会升高；②CA125 不应用于卵巢癌大规模无症状人群的筛查和偶发病例的检查；③对于有乳腺癌和卵巢癌家族史、*BRCAI* 和 *BRCA*2 突变或基因错配的病人应每 6 个月进行 1 次 CA125 测定，以检出早期卵巢癌；④CA125 的水平有助于区别诊断盆腔肿块妇女的初发和恶性肿瘤；⑤CA125 的水平可用于决定原发性卵巢癌的治疗和预测预后。

### 四、宫颈癌

鳞状细胞癌抗原（SCCA）是鳞状细胞癌的肿瘤标志物之一。SCCA 的检测结果可以谨慎地用于监测临床病例的预后变化或决定高危病人的辅助治疗。确诊的ⅠB 或ⅠA 期宫颈癌病人血清中 SCCA 水平的升高，指示疾病复发的危险性增高，并且可以作为非独立指标指示肿瘤的大小、分级或淋巴结转移。SCCA 的检测结果可以谨慎地用于病人疾病复发的监测。

## 五、前列腺癌

PSA 是最重要的前列腺癌肿瘤标志物，在临床上广泛用于前列腺癌的检测和诊治。前列腺酸性磷酸酶（PAP）的检测结果并不能对 PSA 的检测提供更多有用的临床信息。PSA 几乎和所有的前列腺疾病相关，并不具有肿瘤特异性。在其他情况下，包括良性的前列腺增生（BPH）和前列腺炎都会引起 PSA 的升高。

由于 PSA 缺乏特异性，因而不能用于评价肿瘤的侵袭性，只能用于前列腺癌的筛查和诊断。通常 PSA 的参考值范围为 0~4ng/ mL，但对于所有的男性和分析测试来说，这并不是绝对的阈值。大约 25% 的前列腺癌病人 PSA 水平正常，而 50% 的良性前列腺疾病病人 PSA 水平升高。最近来自瑞士的研究数据表明，许多确诊的前列腺癌病人中 PSA 的水平为 1~3ng/ mL，而这些肿瘤病人大多数有明显的临床症状。

### （一）PSA 在前列腺癌筛查中的应用

尽管 PSA 在临床应用中具有局限性，但它仍然是目前最好的早期前列腺癌筛查指标，而前列腺癌的早期诊断对病人的成功治疗至关重要。在前列腺癌的 PSA 检测中，除了使用年龄特异性参考值范围外，人们还试图使用不同的实验方法来提高 PSA 检测的特异性，如密度法、速率法、两点法和测定游离 PSA 百分含量，但这些方法尚未广泛使用。

结果报告中应注明，单次 PSA 的检测结果不能用于前列腺癌的诊断和判定，应该和物理检查结合使用。对病人的治疗后监测，单次 PSA 检测结果不能用于前列腺癌复发的诊断。

根治性前列腺切除手术后 PSA 的持续升高（基于多次 PSA 的检测结果）提示疾病的复发。

## （二）前列腺癌早期诊断

美国癌症学会颁布了前列腺癌早期诊断的指导原则。建议至少还有 10 年寿命的具有中等前列腺癌风险的男性从 50 岁开始每年进行一次直肠指检和血清 PSA 检测。PSA 是目前最好的早期前列腺癌检测指标，但临床应用中应与直肠指检相结合。有明显家族史的男性应从 40 岁开始就进行前列腺癌的筛查。

# 六、肝癌

AFP 是目前公认的最好的肝癌诊断标志物。对于原发性肝癌与其他肝病的鉴别诊断观察疗效和病情变化以及手术后复发有重要的价值。在排除妊娠和生殖腺胚胎瘤的基础上，AFP 检查诊断肝细胞癌的标准为：①AFP 大于 55 μg/L 持续 4 周；②AFP 由低浓度逐渐升高不降；③AFP 在 200 μg/L 以上的中等水平持续 8 周。

## （一）肝脏良性疾病

活动性慢性肝炎和肝硬化病例有 20%~45% 的 AFP 呈低浓度阳性，多不超过 200 μg/L，常见于血清丙氨酸转氨酶（ALT）明显升高，AFP 呈同步关系；一般在 1~2 个月内随病情好转而下降。如 AFP 呈低浓度持续达两个月或更久，ALT 正常，应特别警惕亚临床肝癌存在，异质体的检测可提高诊断率与良性肝病鉴别价值。AFP 阴性的肝癌可通过检测其他肿瘤标志物并结合临床及 B 超、CT 等检查进步确诊。

## （二）疗效评价及预后监测

在手术切除、化疗、微波、乙醇注射等治疗有效时，肿瘤缩小，AFP 下降；如果肿瘤缩小而 AFP 上升，说明肿瘤发生转移或播散。治疗后 AFP 维持高水平表示预后不良或治疗反应差。

## 七、胃肠肿瘤

临床上，胃癌和结直肠癌常用的肿瘤标志物相同。胃肠肿瘤最常用的肿瘤标志物是 CEA，其他如 CA19-9、CA724、CA242 等肿瘤标志物，常与 CEA 进行联合检测。

CEA 虽然作为胃肠肿瘤标志物，但不作为诊断依据，亦不能作为筛查指标。但总体上可以肯定 CEA 在结肠直肠癌病人的治疗、辅助预后判断、监测复发、评价治疗应答等方面的初步作用。

### （一）手术前和手术后的 CEA 检测

建议胃癌和结直肠癌病人手术前进行 CEA 的检测，因为检测结果可能对判断分期和外科手术治疗的预后有帮助。许多研究结果都表明，手术前异常的 CEA 值和疾病复发的高危性以及不良的预后有关。

### （二）手术后进行 CEA 的监测

CEA 水平的升高通常预示着病情进展，并且可能是疾病治疗后复发的信号。CEA 是肝和腹膜后转移的灵敏的检测指标，但对于局限性的腹膜或肺部疾病灵敏度较差。

### （三）注意事项

（1）CEA 用于已确诊的胃癌、结直肠癌病人的监测，指示治疗后无症状病人病情的复发，以便及时进行手术治疗；

（2）CEA 水平的升高通常仅发生于病情晚期的病人；

（3）并不是所有复发的病人 CEA 都会升高；

（4）不建议用 CEA 检测进行胃癌、结肠直肠癌的筛查；

（5）在手术前进行 CEA 检测有助于评价病人的病理状况和确定治疗方案；

（6）可以在治疗过程中进行 CEA 的检测以对治疗应答和病情的发展进行监控。

## 八、甲状腺髓质癌

髓样癌是甲状腺 C 细胞肿瘤，约占甲状腺癌的 10%。在甲状腺的滤泡细胞进行碘代谢生成碘激素（$T_3$ 和 $T_4$）的同时，C 细胞产生并分泌降钙素。怀疑患有 MTC 的病人以及需要随访的病人应进行降钙素的检测，因为降钙素水平的升高对 MTC 的诊断具有高度特异性，在肿瘤的其他临床指标出现之前，就可以检测到降钙素水平的升高；肿瘤的大小和循环系统中降钙素的浓度也呈正相关。病人进行甲状腺切除手术治疗后，降钙素的检测用于对疾病的复发进行监控。

## 九、生殖细胞肿瘤

用于生殖细胞肿瘤的标志物包括 AFP、HCG 和 LDH，有助于对病情做出诊断。只有内皮窦和胚胎肿瘤会产生 AFP。合胞体滋养层的细胞产生 HCG，精原生殖细胞肿瘤和 NSGCT 的病人都可见 HCG 水平的升高。有必要对 HCG 和 β-HCG 同时进行检测，因为有些肿瘤只产生 β-HCG。

血清 LDH（也可是它的亚单位 LDH-1）的水平作为一个非独立指标可用于生殖细胞肿瘤病人病情发展的诊断。病人和病人之间 LDH 的降解速度相对恒定，其血清水平的升高主要受肿瘤的负担和生长、细胞的分裂和死亡的影响。NSGCT 病人如果病情发展，LDH 升高大约 60%，而精原生殖细胞肿瘤的病人则升高约 80%。由于肿瘤的转移，NSGCT 病人的 HCG 和 AFP 会分别升高 40%，精原生殖细胞肿瘤病人的 HCG 也会升高 7%～18%。AFP 水平的升高仅见于 NSGCT 病人。

注意事项：①AFP、HCG 和 LDH 的检测有助于在睾丸切除手术前对生殖细胞肿瘤病人的病情进行评价。②任何 AFP 升高的精原生殖细胞肿瘤病人都应考虑其存在非精原生殖细胞成分。③应在睾丸切除手术前检测肿瘤标志物，如果水平升高，则应在手术后进行连续检测。肿瘤标志物水平下降的速度应和正常值相比较（AFP 半衰期小于 7 天；HCG 半衰期小于 3 天）。④监控方案应包括第一年每月进行 1 次 AFP、HCG 和 LDH 的检测，第二和第三年每 3 个月检测。临床检查应包括治疗后 3 年每 3 个月进行物理检查、胸部 X 线检查以及腹部和盆腔超声检查或 CT 扫描。

## 十、浆细胞肿瘤

单克隆 γ 球蛋白病是由产生同源的单克隆（M）蛋白的浆细胞恶性增殖所致。每一个 M 蛋白由两个相同的重多肽链（IgG 为 γ、IgA 为 α、IgM 为 μ、IgD 为 δ、IgE 为 ε）和两个相同的多肽轻链（κ 或 λ）组成。

电泳是一种有用的筛查试验方法，有助于诊断多发性骨髓瘤或相关疾病。因为 M 蛋白的量与病人的肿瘤状况直接相关，电泳检查对于多发性骨髓瘤病人或巨球蛋白血症（Waldenstrom）病人的临床监测也有很大作用，根据其检测结果可以判断病人的治疗应答或病情的发展情况。

γ 球蛋白病临床中应用的建议：电泳检测可用于怀疑多发性骨髓瘤、巨球蛋白血症（Waldenstrom）和系统性淀粉样变的诊断。重要的是要区别免疫球蛋白是单克隆还是多克隆升高。单克隆 γ 球蛋白病病人主要进行尿液分析。当 IgM 单克隆蛋白的测定值>3g/dL 以及 IgA 或 IgG 蛋白测定值>4g/dL 时，应进行血清黏度测定。有口鼻出血、视力模糊或丧失、头痛、眩晕、眼球震颤、失聪、运动失调、异感症、复视、嗜睡、昏迷症状的病人也应测定其血清黏度。

# 第五章　肿瘤的临床诊断和评估

## 第一节　肿瘤的临床诊断

肿瘤的临床诊断是临床医师应用肿瘤学基础知识和临床实践经验，对病人的全部资料进行综合分析的过程。包括病史采集、体格检查、实验室检查和特殊检查（包括影像学、免疫学、内镜和病理等）。正确的肿瘤临床诊断，尤其是早期诊断，是施行合理的治疗方案和治疗成功的基础。肿瘤的临床表现多种多样，临床医师要熟悉不同类型肿瘤的临床症状，尤其是早期症状，还应熟悉各种辅助诊断的内容及其应用的特点。在诊断过程中要与相应医技科室医师密切配合，才能尽早做出正确诊断。

### 一、病史采集

症状是病史的主体。症状的特点及其发生、发展、演变情况，对于诊断的确立起到重要作用。临床医师必须认真、细致地询问病史，根据病者诉述的病史、起病原因、病程和发病情况进行分析、归纳、总结、判断，以便有目的地进行全面而有重点的体格检查及其他特殊检查。综合病史和临床有关项目检查，做出正确的诊断。在询问病史时应注意下述几方面：

（一）肿瘤的临床表现

恶性肿瘤的临床表现是多种多样的，归纳如下：

1. 肿瘤的局部表现

（1）肿块。此为肿瘤病人常见的主诉，病者常常由于自己摸到或发现身体某部位有肿块而就诊，肿块可发生于身体的任何部位。

（2）肿瘤引起的阻塞症状。多见于呼吸道、消化道病人，如：肺癌完全或部分阻塞支气管引起肺不张和各种呼吸道症状；喉癌、舌根癌引起呼吸困难；食管癌引起吞咽噎感、吞咽疼痛、吞咽困难；胃窦癌引起幽门梗阻，病人发生恶心、呕吐、胃胀痛；大肠癌阻塞肠腔时，引起肠梗阻症状（腹痛、腹胀、恶心、呕吐、肠鸣音亢进，甚至不能排便、排气）。

（3）肿瘤引起的压迫症状。纵隔肿瘤，如恶性淋巴瘤、胸腺瘤、畸胎瘤或纵隔转移癌压迫上腔静脉时可引起上腔静脉综合征，出现头、面、颈、上胸壁肿胀，胸壁静脉怒张、呼吸困难、发绀等症状；甲状腺癌压迫气管、食管、喉返神经时，可引起呼吸困难、吞咽困难、声嘶；前列腺癌压迫尿道口时，引起排尿困难和尿潴留。腹膜后原发或继发肿瘤压迫双侧输尿管，可导致尿少、无尿和尿毒症。

（4）肿瘤破坏组织器官的症状。骨恶性肿瘤破坏骨，可发生病理性骨折；肺癌、胃肠道癌、膀胱癌等破坏所在器官，病人发生咯血、呕血、便血、血尿。

（5）疼痛。肿瘤压迫邻近神经，或浸润神经，或起源于实质器官以及骨骼内肿瘤生长过速，引起所在器官的包膜或骨膜膨胀紧张，肿瘤破坏骨组织等均可产生骨痛。

（6）病理性分泌物。发生于鼻咽、呼吸道、消化道、泌尿道、生殖道等器官的肿瘤，如向腔内溃破或合并感染，常有分泌物自腔道排出，如鼻咽癌涕血、肺癌痰中带血、大肠癌黏液血便、泌尿道癌血尿、宫颈癌和阴道癌引起的异常阴道排液等。

（7）溃疡。皮肤癌、舌癌、食管癌、胃癌、大肠癌、宫颈癌、阴道癌及外阴癌等常以溃疡为主要表现。

2. 肿瘤的全身表现

无病因可解释的发热、进行性消瘦、食欲减退、贫血、乏力、黄疸等症状都应该高度警惕潜在的恶性肿瘤。

3. 肿瘤伴随综合征

恶性肿瘤的临床表现，除了肿瘤原发症状、转移症状，还可由肿瘤产生的异常生物学活性物质引起病人的全身临床表现，统称为肿瘤伴随综合征或副癌综合征，也称肿瘤"远隔效应"。本综合征有时可在肿瘤局部症状出现前、后呈现，及时发现这些征象，有助于原发肿瘤的早期诊断。其产生机制复杂，临床表现多样。常见表现有以下几个方面：

(1) 皮肤与结缔组织方面表现：瘙痒、黑棘皮病、皮肌炎、匐行性回状红斑、带状疱疹等。

(2) 肺源性骨关节增生：主要表现为杵状指、肺性关节痛、男性乳房肥大等。见于肺癌、胸膜间皮瘤及已发生胸内转移的恶性肿瘤。

(3) 神经系统方面表现：多发性肌炎、周围神经炎、肌无力综合征等。

(4) 心血管方面表现：

①游走性血栓性静脉炎：其特征为局部疼痛和压痛，可触及索状物，但不伴红、热等炎症表现，有游走性，在不同的部位反复出现。

②非细菌性血栓性心内膜炎：主要表现为纤维蛋白在心瓣膜积储成血栓，导致脑、冠状动脉或四肢的动脉栓塞和猝死。

(5) 内分泌与代谢：高血糖症、低血糖症、低钠血症、皮质醇增多症、高钙血症、类癌综合征等。

(6) 血液系统：贫血、红细胞增多症、类白血病反应、纤维蛋白原减少、血小板增多等。

（二）家族史

有些肿瘤有家族聚集倾向，如先天性家族性结直肠多发性息肉、乳腺癌、视网膜母细胞瘤、子宫癌、胃癌、直肠癌、白血病等可能有遗传倾向。故必须询问家族成员中有无肿瘤发病情况。

（三）生活习惯

如吸烟与肺癌、高脂饮食与大肠癌及乳腺癌、咀嚼槟榔和烟草与口腔癌的关系均已得到证实。

（四）女性病人的婚育史

早婚早育是宫颈癌的高危因素，而晚婚晚育则是乳腺癌及卵巢癌的高危因素，妊娠流产史可为滋养细胞肿瘤的诊断提供线索。

（五）职业环境因素

职业暴露是一些恶性肿瘤的高发因素。例如，矿工的肺癌、石棉工人的胸膜间皮瘤、苯胺印染工人的膀胱癌和长期接触苯人群的白血病等发病率都较一般人群高。

（六）病程

良性肿瘤的病程较长，可存在数年以至数十年。恶性肿瘤发展较快，病程较短。

（七）诊治经过

以往检查结果，已经使用的治疗手段，用药的方案、剂量、疗效评价，末次治疗时间等对目前的诊治都是非常重要的信息。

## 二、体格检查

在病史采集的基础上，对病人进行全面、有序、重点、规范、正确的体格检查，进而发现阳性和阴性体征，成为诊断疾病的重要依据。恶性肿瘤的体征包括原发病灶的体征和远处转移的体征。恶性肿瘤病人的体格检查应包括系统的全身检查（采用视诊、闻诊、触诊、叩诊和听诊 5 种方法）和对有关器官组织的细致的局部检查。

### （一）全身检查

全身检查的目的在于确定病人是否患肿瘤，为良性或恶性，原发性或继发性，身体其他器官组织有无转移。同时检查重要器官（心、肺、肝、肾和中枢神经系统）的功能情况，为制订合理的治疗方案提供依据。

### （二）局部检查

局部检查的目的在于确定肿瘤发生的部位与周围组织的关系，应注重检查肿块与区域淋巴结受累情况。

1. 肿块检查

肿块为肿瘤病人最常见的临床表现，可通过视诊和触诊来了解肿瘤发生的部位、大小、形状、质地、硬度、表面是否光滑、边界是否清楚、有无包膜、是否有触痛、活动度情况、与周围组织和邻近器官的关系。

2. 体表淋巴结的检查

恶性肿瘤通常通过淋巴道或血道转移，因此浅表淋巴结的触诊是非常重要的。触诊时要注意肿大淋巴结的部位、数目、大小、质地、分散或融合、有无压痛、与皮肤或基底是否粘连，从而初步判定淋巴结肿大的性质，推断原发肿瘤的部位。对于区别淋巴结肿大的原因，了解肿瘤病人有无区域淋巴结转移对制订治疗方案有重要意义。明确淋巴结部位及了解各部位肿瘤淋巴道转移的规律对于临床查体有重要的指导意义，下面加以简述：

（1）淋巴结位置：①耳前淋巴结：位于耳屏前方；②耳后淋巴结：位于耳后乳突表面、胸锁乳突肌止点处；③枕淋巴结：位于枕部皮下，斜方肌起点与胸锁乳突肌止点之间；④颌下淋巴结：位于颌下腺附近，在下颌角与颏部之间部位；⑤颏下淋巴结：位于颏下三角内，下颌骨肌表面，两侧下颌骨前端中点后方；⑥颈前淋巴结：位于胸锁乳突肌表面及下颌角处；⑦颈后淋巴结：位于斜方肌前缘；⑧锁骨上淋巴结：位于锁骨与胸锁乳突肌所形成的夹角处；⑨腋窝淋巴结：是上肢最大的淋巴结组群；⑩腹股沟淋巴结：位于腹股沟韧带下方股三角内。

（2）临床意义：①颈深上淋巴结：唇、舌前1/3区、鼻腔、鼻咽、口咽、扁桃体、口底、喉等；②颈深下或锁骨上淋巴结：甲状腺、肺、纵隔、食管等；③左锁骨上淋巴结：胃、肠、腹腔脏器、子宫颈、前列腺、睾丸等；④腋窝淋巴结：上肢、乳腺、胸壁、脐以上腹壁、背部等；⑤腹股沟淋巴结：下肢、臀部、会阴部、外阴、外生殖器、肛门、脐以下腹壁、腰部等。此外，淋巴瘤、白血病等血液系统恶性肿瘤可出现单部位或多部位淋巴结肿大。

### 三、实验室检查

常规化验如血、尿、便三大常规检查，对于肿瘤的确诊有相当大的帮助。如血常规白细胞增多并在周围血中发现幼稚的白细胞，应考虑白血病。泌尿系统的肿瘤，常常尿中见到红细胞。大便有黏液和红细胞，应考虑是直肠癌。潜血试验长期阳性提示胃肠道癌出血的可能。肝肾功能、血沉、碱性磷酸酶、乳酸脱氢酶、肿瘤相关的特殊化验项目，如肿瘤标志物 CEA、AFP、CA125 等项目已列入肿瘤病人的常规检查。

## 四、特殊检查

根据病人的病史和体格检查的结果，有目的地选做某些检查项目。

### （一）影像学检查

X 射线摄片、计算机 X 射线体层摄影（CT）、磁共振成像（MRI）、正电子发射型计算机断层扫描术（PET）、超声波、放射性药物显像、放射免疫显像、发射性计算机断层成像（ECT）。

### （二）内镜检查

食管镜、支气管镜、胃镜、结直肠镜、膀胱镜、腹腔镜、宫腔镜等。

### （三）病理学检查

病理学检查是肿瘤诊断的"金标准"。

1. 细胞学检查

如胃液、痰液、胸腔积液、腹水、尿液和阴道分泌物离心沉淀涂片或直接涂片，用特殊染色法在显微镜下找癌细胞。此法具有简便、安全、准确、迅速和经济等特点。

2. 组织学检查

如咬取活检、切取活检、切除活检、针吸活检、刮取活检等。

### （四）诊断性手术

位于内脏的肿块，经各种方法检查仍不能确定病变的性质，同时疑有肿瘤可能者，为了早期诊断和及时治疗，可以考虑诊断性手术，也可同时行肿瘤切除术。

## 五、肿瘤临床分期

完整准确的肿瘤临床诊断应该包括肿瘤的病理诊断（定性）、发生部位（定位）及临床分期（定量）。

### （一）确定肿瘤的病理诊断（定性）

病理学检查是肿瘤诊断的"金标准"。以形态学和免疫学为依据的传统病理学可以为判断肿瘤的良恶性、组织起源和分化程度提供基本的信息，也可为肿瘤的预后评估和疗效预测提供一定的帮助。

### （二）确立肿瘤的原发部位（定位）

同一种病理类型的肿瘤，发生在不同组织或器官，其预后及治疗方法是不同的。明确肿瘤的原发部位对于治疗方案的选择和预后判断非常重要。

### （三）确立肿瘤的临床分期（定量）

病人一旦确诊为癌症，在制订治疗方案之前，必须准确地估计肿瘤扩展范围，这种估计叫作"分期"。肿瘤临床分期的目的是反映疾病的发展阶段、指导制订合理的治疗方案、客观评价治疗效果和协助判断预后，同时也有利于不同癌症诊治中心的信息交流和人类癌症的连续研究。目前临床通用的为国际抗癌联盟（Union for International Cancer Control，UICC）和美国癌症联合委员会（AJCC）共同修订和更新的 TNM 分期系统。

1. TNM 分期

肿瘤生长过程中有 3 个重要事件，即肿瘤的局部生长（T：tumor/topography)、淋巴结转移（N：lymph node）和远处转移（M：metastasis）。通过对 T、N、M 进行具体的分级，表示疾病解剖学侵及范围，可以在特定时间确定疾病进展情况，用以说明那一时刻疾病的程度。TNM 分期只用于未曾治疗过的病人，病变范围限于临床检查所见。

T 表示原发肿瘤，$T_0$ 表示未见原发肿瘤，$T_{is}$ 表示原位癌，$T_1$、$T_2$、$T_3$ 和 $T_4$ 表示肿瘤的大小和范围，$T_x$ 表示没有最低限度的临床资料因而不能判断肿瘤大小。

N 表示区域淋巴结，$N_0$ 表示无淋巴结转移，$N_1$、$N_2$ 和 $N_3$ 表示淋巴转移的程度，$N_x$ 表示对区域淋巴结不能做出估计。

M 表示远处转移，$M_0$ 表示未见远处转移，$M_1$ 表示有远处转移，$M_x$ 表示对远处转移不能做出估计。

2. TNM 分期组合

通过对 T、N、M 的分级，可以精确地描述和记录疾病的解剖学侵及范围，而进一步将 T、N、M 组合后可得到肿瘤的相应分期，即 I 期、II 期、III 期和 IV 期等。常用的 TNM 分期有：

（1）临床分期（clinical staging，cTNM）：是根据初次治疗前所获得的证据确立的分期。临床分期在进行任何抗癌治疗前就应确定下来，并且不应根据治疗后所获得的资料而改动。临床分期对选择和评价初次治疗方案是十分重要的。

（2）病理分期（pathological staging，pTNM）：是在临床分期的基础上，再根据手术所获得的其他证据（特别是源于病理诊断的证据）进行补充和修订。病理分期为制订治疗决策、评估预后、统计最终疗效提供了更为精确的依据。但病理分期不能取代临床分期，两者均应记录在病人的永久性医疗病历中。

（3）复发分期（relapse staging，rTNM）：是指对经过无病生存期后复发的肿瘤进行进一步治疗时所进行的分期。复发时所能获得的全部信息都应该用于确定复发肿瘤的分期。

# 第二节　肿瘤的治疗相关评估

恶性肿瘤的治疗具有一定的特殊性，许多治疗手段在有效控制肿瘤的同时，也常常使机体受到很大的打击。因此，治疗前我们需要了解病人是否能够承受拟定的治疗方案并从中获益；治疗后我们需要评价治疗的疗效及治疗所致的毒副作用，及时调整治疗方案。肿瘤的治疗评估就是以量化的方法对这些内容进行描述和报告。

## 一、肿瘤病人的功能状态评估

在对肿瘤病人进行治疗之前，首先要对肿瘤病人的机体状态进行全面的评估，常用的评估方法为 Karnofsky 和 Burchenald 在 1948 年提出的卡氏评分（Karnofsky performance status，KPS）和美国东部肿瘤协作组（Eastern Cooperative Oncology Group，ECOG）制定的更为简便的 Zubrod-ECOG-WHO（ZPS）评分方法。对评分的结果应该做客观的分析，明确造成这种机体状态的原因是肿瘤所致，还是由其他原因所致的脏器功能不佳，从而预测病人是否能够从治疗中获益。

行为状态（performance status，PS）评分标准：

（一）卡氏评分（Karnofsky performance score，KPS 评分）

100 分　能正常活动，无症状和体征。

90 分　能进行正常活动，有轻微症状和体征。

80 分　勉强可进行正常活动，有一些症状和体征。

70 分　生活可自理，但不能维持正常生活或工作。

60分　有时需人扶助，但大多数时间可自理。

50分　常需要人照料。

40分　生活不能自理，需特殊照顾。

30分　生活严重不能自理。

20分　病重，需住院积极支持治疗。

10分　病危，临近死亡。

0分　死亡。

（二）ZPS 评分或 ECOG 评分（Zubrod-ECOG-WHO 评分）

0分　能正常活动。

1分　有症状，但几乎完全可正常活动。

2分　有时卧床，但白天卧床时间不超过 50%。

3分　需要卧床，白天卧床时间超过 50%。

4分　卧床不起。

5分　死亡。

## 二、肿瘤治疗的疗效评估

（一）世界卫生组织标准

1979 年，世界卫生组织（World Health organization，WHO）确定了实体瘤疗效评价标准，并作为通用标准在全世界范围内沿用多年。此标准内容大致如下：

1. 肿瘤病灶的分类

（1）可测量病灶：临床或影像学可测量双径的病灶，包括：皮肤结节、浅表淋巴结、肺内病灶（X 线胸片≥10 mm×10 mm，或 CT≥20 mm×10 mm）、肝内病灶（CT 或 B 超测量≥20 mm×10 mm）。

（2）单径可测量病灶：仅可测 1 个径者。

（3）可评价、不可测量的病灶：微小病灶无法测径者，如肺内粟粒状或点片状病灶、溶骨性病灶。

（4）不可评价病灶：腔隙积液、放射治疗后无进展的病灶、皮肤或肺内的癌性淋巴管炎等。

2. 疗效评价方法

（1）可测量病灶

①完全缓解（complete remission，CR）：所有病灶完全消失，至少维持 4 周。

②部分缓解（partial remission，PR）：双径可测病灶，各病灶最大垂径乘积之和（取病灶最大径，及与其相垂直的径线，两者长度相乘，得到最大垂径乘积，再将各病灶最大垂径乘积相加）缩小 50% 以上，至少维持 4 周；单径可测病灶，各病灶最大径之和减少 50% 以上，至少维持 4 周。

③无变化（no change，NC）：双径可测病灶，各病灶最大垂径乘积之和缩小不足 50% 或增大未超过 25%，至少维持 4 周；单径可测病灶，各病灶最大径之和缩小不足 50%，或增大不超过 25%，至少维持 4 周。至少经过两周期治疗（6 周）才能评价为 NC。

④进展（progressive disease，PD）：1 个或多个病灶增大超过 25%，或出现新病灶。新出现胸、腹水，若细胞学找到癌细胞，应判定为 PD。

（2）可评价、不可测量病灶

①CR：所有病灶完全消失，至少维持 4 周。

②PR：肿瘤大小估计缩小 50% 以上，至少维持 4 周。

③NC：至少经过 2 周期（6 周）治疗后，病灶：无明显变化，估计肿瘤缩小

不足 50%，或增大未超过 25%。

④PD：出现新病灶，或估计肿瘤增加超过 25%。

（3）骨转移病灶

①CR：溶骨性病灶消失，骨扫描恢复正常，至少维持 4 周。

②PR：溶骨性病灶部分缩小、钙化或成骨性病灶密度减低，至少维持 4 周。

③NC：病灶无明显变化，至少在治疗开始后 8 周以上方可评价为 NC。

④PD：出现新病灶，或原有骨病灶明显增大，但出现骨压缩、病理性骨折或骨质愈合不作为疗效评定的唯一依据。

（4）不可评价病灶

①CR：所有病灶完全消失、至少维持 4 周。

②NC：病灶无明显变化，估计肿瘤减少不及 50% 或增大未超过 25%，至少维持 4 周。

③PD：出现新病灶，或估计肿瘤增加超过 25% 而腔隙积液时，如不伴其他病灶进展，只是单纯积液增多则不能评价为 PD。

（二）新的实体瘤疗效评估标准

随着 WHO 标准被广泛采用，人们发现这一评价疗效的方法存在如下问题：①WHO 标准中将"可评价"和"可测量"的概念混为一谈，使得疗效评价出现差异；②缺乏对最小病灶的大小及最少病灶数量的明确规定；③单个病灶进展和肿瘤整体（所有病灶测量的总和）进展的概念界定不清；④目前，高质量 CT 和 MRI 及重建技术可以测量病灶的三维直径，使双径测量不再准确。因此，1994 年欧洲癌症研究与治疗组织（European organization for Research and Treatment of Cancer, EORTC）、美国国立癌症研究所（National Cancer Institute, NCI）在回顾 WHO 疗效评价标准的基础上，进行了充分地交流和讨论，直至 1998 年 10 月取得了一致的意见，在 WHO 疗效评价标准的基础上进行了必要的修改和补充，采用简易精确的单径测量代替传统的双径测量方法，新的实体瘤疗效评价标准（response evaluation criteria in solid tumors，RECIST）首次在 1999 年美国的 ASCO 会议上报告，以下做简单介绍：

1. 肿瘤病灶的测量

肿瘤病灶分为可测量病灶和不可测量病灶。

（1）可测量病灶：至少有条可以精确测量的径线（记录为最大径）。

①CT 病灶直径长度≥10 mm（CT 扫描层厚不大于 5 mm）。

②临床常规检查仪器≥10 mm（肿瘤病灶能用测径仪器准确测量的应记录为可测量病灶）。

③胸部 X 射线病灶直径长度≥20 mm。

④恶性淋巴结：病理学增大且可测量，单个淋巴结 CT 扫描短径≥15 mm（CT 扫描层厚不大于 5 mm），基线和随访中只测量短径。

（2）不可测量病灶：是指可测量病灶以外的其他病灶，包括小病灶（最长径<10 mm 或病理淋巴结短径≥10 mm 至<15 mm）和无法测量的病灶，无法测量的病灶包括骨病灶、脑膜病变、浆膜腔积液、炎性乳癌、皮肤或肺的淋巴管瘤等，影像学不能确诊和随诊的腹部肿块和囊性病变。

2. 肿瘤疗效的评估

（1）肿瘤病灶的基线记录

①靶病灶：有超过 1 个以上可测量病灶时，记录全部病灶总数不超过 5 个，每个器官不超过 2 个病灶，将所有靶病灶的最长直径之和作为基线加以记录。

②非靶病灶：所有其他病灶无须进行测量，但应在基线评估时进行记录，如记录为"存在""缺失"等。

（2）疗效评估的标准

①靶病灶的评估：a. 完全缓解（complete response，CR）：所有靶病灶消失，全部病理淋巴结短径必须减少至＜10 mm；b. 部分缓解（partial response，PR）：靶病灶直径之和比基线水平减少至少 30%；c. 疾病进展（progressive disease，PD）：以整个治疗过程中所有测量的靶病灶直径之和的最小值为参照，直径相对增加至少 20%或出现新病灶，除此之外，须满足直径和的绝对值增加至少 5 mm；d. 疾病稳定（stable disease，SD）：靶病灶直径减少的程度未达到 PR，或增加的程度未达到 PD。

②非靶病灶的评估：a. 完全缓解（CR）：所有非靶病灶消失和肿瘤标志物恢复至正常水平，所有淋巴结为非病理尺寸（短径＜10 mm）；b. 非完全缓解/非疾病进展：存在一个或多个非靶病灶和（或）持续存在肿瘤标志物水平超出正常水平；c. 疾病进展（PD）：出现个或多个新病灶和（或）已经存在的非靶病灶明确进展。

3. 总的疗效评价

总的疗效评价是根据靶病灶：非靶病灶的变化情况及有无新病灶综合得出的，其中根据有无靶病灶分成以下两种情况，详见表 5-1、表 5-2。

**表 5-1　总的疗效评价（适用于有靶病灶者）**

| 靶病灶 | 非靶病灶 | 新病灶 | 总缓解 |
| --- | --- | --- | --- |
| CR | CR | 无 | CR |
| CR | 非 CR/非 PD | 无 | PR |
| CR | 不能评估 | 无 | PR |
| PR | 非 PD 或者不能完全评估 | 无 | PR |
| SD | 非 PD 或者不能完全评估 | 无 | SD |

| 靶病灶 | 非靶病灶 | 新病灶 | 总缓解 |
|---|---|---|---|
| 不能完全评估 | 非 PD | 无 | NE |
| PD | 任何情况 | 有或无 | PD |
| 任何情况 | PD | 有或无 | PD |
| 任何情况 | 任何情况 | 有 | PD |

注：CR＝完全缓解，PR＝部分缓解，PD＝疾病进展，SD＝疾病稳定，NE＝不能评估

表 5-2　总的疗效评价（适用于仅有非靶病灶者）

| 非靶病灶 | 新病灶 | 总缓解 |
|---|---|---|
| CR | 无 | CR |
| 非 CR/非 PD | 无 | 非 CR/非 PD |
| 不能评估 | 无 | NE |
| 不能评估 | 有或无 | PD |
| 任何情况 | 有 | PD |

注：CR＝完全缓解，PR＝部分缓解，PD＝疾病进展，SD＝疾病稳定，NE 不能评估

### 4. 肿瘤评估疗效的常用术语

（1）有效率或缓解率（response rate，RR）：指获得完全缓解或部分缓解的病例数占治疗中可评估病例总数的百分比，RR（％）＝CR+PR 病例数/可评估病例总数×100％。

（2）临床获益率（clinical benefit rate，CBR）：指获得完全缓解或部分缓解或稳定的病例数占治疗中可评估病例总数的百分比，CBR（％）＝CR+PR+SD 病例数/可评估病例总数×100％。

（3）完全缓解期：从测量首次符合 CR 标准的时间到首次真实记录疾病复发或进展的时间。

（4）缓解期和中位缓解期：从测量首次符合 CR 或 PR（无论哪个先测量到）标准的时间到首次真实记录疾病复发或进展的时间（把试验中记录的最小测量值作为疾病进展的参考）称为缓解期。将各个缓解病例的缓解时间（月）列出，由小到大排列，取其中间数值，或用统计学方法计算出中位数即为中位缓解期。

（5）总生存期：总生存期指从诊断肿瘤开始或从入组开始的生存时间，如果到随访截止时尚未死亡，以末次随访日为截尾值，一般以月或年计算。

（6）无病生存期：无病生存期：指从随机开始到肿瘤复发或任何原因所致死亡的原因。

（7）生存率：一般以年生存率表示，例如，5 年生存率＝生存 5 年以上的病例数/随诊 5 年以上总病例数×100%。

（8）无疾病进展生存期/疾病进展时间：无疾病进展生存期是指从随机开始到确认的肿瘤进展或死亡的时间。疾病进展时间是指从随机开始到确认的肿瘤进展的时间。

### 三、肿瘤治疗的毒副反应评估

在抗肿瘤治疗中，追求疗效的同时，监测药物的毒副反应非常重要，在治疗中应随时根据治疗中的毒副反应调整治疗方案，最终目标是使病人能从治疗中获益。

# 第三节　肿瘤病人的随访

随访是指医院或医疗保健机构对曾在医院就诊的病人以通讯或其他的方式，进行定期了解病人病情变化和指导病人康复的一种观察方法。肿瘤已经被 WHO 等机构定义为一种可以治疗、控制甚至治愈的慢性病，肿瘤治疗后的随访和健康指导已经成为肿瘤病人全程管理中的重要部分。

## 一、随访的必要性

（1）经过局部手术、放疗、化疗等治疗手段，肿瘤细胞并不能被完全清除，存在局部复发的可能。

（2）某些部位可能潜藏着未被发现的病灶和微转移灶，存在远处转移可能。

（3）现有的抗肿瘤治疗方法，不论是手术、放疗还是化疗，都有一定的近期或远期副作用。

（4）许多肿瘤需要分阶段、多疗程、运用各种手段综合治疗，才能收到最佳效果，故需要定期随访并调整治疗方案。

（5）建立随访档案，有利于掌握肿瘤的发生、发展、预后、演变规律，筛选最有效治疗方案，为基础和临床研究提供资料，有助于医学科学的发展。

## 二、随访的原则及内容

恶性肿瘤的随访方式、随访内容、随访时间和频率视肿瘤的不同种类和治疗方法而定。

（一）随访方式

临床上一般采用病人定期返院复查的方式，也可采用通信的方式。

（二）随访内容

主要包括病人是否存活、有无症状、生活质量评估、体格检查、常规实验室检查、肿瘤标志物及既往异常的影像学检查等，对容易有转移、复发的部位应重点检查。在近期随访中，临床医师应观察病人治疗的效果及不良反应，并根据随访的情况和复查结果调整治疗方案；评估病人的生活质量，并给予康复指导；及时发现病人的复发或转移，给予有针对性的治疗。在远期随访中，临床医师应主要观察治疗的长期效果、远期并发症及生存时间，并给予健康指导；及时发现第二原发癌，早期治疗。

（三）随访时间及频度

随访频度一般在治疗后第 1~2 年每 2~3 个月 1 次，以后每 0.5~1 年 1 次，直至终生。

# 第六章 肿瘤的外科治疗

## 第一节 概 述

　　肿瘤外科学即用手术的方法治疗肿瘤的一门临床学科，是治疗肿瘤的最有效方法之一。对于大部分肿瘤而言，外科手术彻底切除局部病灶是一种治愈性的治疗手段。外科手术后将标本送检，从而获得病理检查结果，这是肿瘤诊断的"金标准"，可以明确肿瘤浸润程度、侵及范围及淋巴结转移等情况，根据病理检查结果进行正确的病理分期，指导进一步治疗的进行。然而，手术在治疗疾病的同时也会对正常组织器官造成损伤，可能引发一些并发症或功能障碍，影响病人的生活质量。随着外科技术及设备的飞速发展，术前对疾病的评估更加准确，内镜、激光、射频、冷冻、显微外科以及器官移植等先进技术的广泛应用，使肿瘤外科进入了微侵袭的精准外科时代。与此同时，肿瘤治疗已向细胞分子水平迈进，对肿瘤生物学特性认识更加深入，肿瘤外科的基本概念、治疗理念发生了巨大变化。肿瘤的个体化综合治疗模式更趋完善；目前，建立在以解剖学、病理学、生物学、免疫学和社会心理学基础上的现代肿瘤外科学，已经替代了以解剖学为基础的传统外科学。外科手术与其他治疗手段相结合的多学科综合治疗模式已成为肿瘤治疗的标准化模式。

# 第二节 肿瘤的外科治疗原则

## 一、良性肿瘤的外科治疗

### (一) 彻底切除病灶

大部分良性肿瘤呈膨胀性生长，边界清楚，具有完整包膜，没有侵袭，不发生淋巴转移或血行转移。除体积巨大可对周围器官产生压迫外，很少出现全身症状，治疗主要以手术为主。一般情况下，手术彻底切除即可治愈。手术原则是完整切除肿瘤，切除范围包括肿瘤包膜及周围少量正常组织，禁忌行肿瘤挖除术。例如：乳腺纤维腺瘤需行乳腺区段切除；甲状腺腺瘤要求行肿瘤所在的腺叶及峡部切除；卵巢囊肿则行单侧卵巢切除，并避免术中囊肿破裂。对于某些有可能发生恶变的良性肿瘤以及良恶交界性肿瘤，例如口腔增生性疣状白斑、家族性腺瘤性息肉病、卵巢交界性囊腺瘤等，其切除范围则应适当扩大。

然而有些肿瘤部位特殊，如垂体瘤、脑膜瘤等，不允许大范围切除，有时只能剥离肿瘤或行大部分切除，术后需辅以放射治疗等综合治疗。

### (二) 明确病理诊断

切除的肿瘤组织必须送病理检查，明确其病理性质，以避免将恶性肿瘤误诊为良性肿瘤而延误治疗。一旦经病理检查发现所切除的组织是恶性肿瘤，则应按恶性肿瘤重新处理。

## 二、恶性肿瘤的外科治疗原则

恶性肿瘤具有浸润性和转移性，局部呈浸润性生长，并有区域淋巴结和

（或）血行转移，预后较差。因此恶性肿瘤的外科治疗除遵循普通外科的原则外，还必须遵守以下原则：

（一）取得明确诊断的原则

由于恶性肿瘤的手术往往切除范围较大，对机体的破坏性亦随之增大，为避免误诊误治，手术前需获得明确的诊断。肿瘤的诊断包括临床诊断、病理诊断以及相应的临床分期及病理分期。

1. 术前尽可能获得病理诊断

恶性肿瘤的外科治疗往往创伤较大，会严重影响病人的生活质量，例如乳腺癌根治术后失去一侧乳房，直肠癌经腹会阴切除术后失去肛门需终生肠造瘘等。因此，施行这类手术前一定要有明确的病理组织学依据，以免因误诊而造成不可挽回的后果。然而，有些病例在术前难以获得明确的病理诊断，可通过术中活检并送冷冻病理检查以明确肿瘤的性质，然后根据病理诊断采用恰当的治疗手段。

肿瘤外科治疗方案的确定要依据肿瘤的病理生物学特性，治疗方法会随不同病理类型而有所不同。例如小细胞肺癌容易发生转移，但对放疗及化疗敏感，故手术前已明确为小细胞肺癌且淋巴结广泛转移的病人，不宜行手术治疗。因此，术前应尽可能明确病理诊断，根据不同病理类型，制订相应的治疗方案。

2. 术前尽可能明确临床诊断与分期

临床诊断与分期可以清楚地反映病人病情，指导治疗方法的选择。例如肺部肿瘤病人，即使已经确定恶性肿瘤的诊断，但发现病人已有远处转移，则不适合选择创伤较大的根治性手术；直肠癌或食管癌病人术前检查提示局部浸润严重，与周围组织关系紧密，可考虑先行术前新辅助放化疗，再进一步考虑行手术治疗。因此，外科治疗前应根据相关的影像学检查、内镜检查、实验室检查等结果，尽可能明确临床诊断与分期，以避免盲目手术给病人带来的巨大创伤，及无法实现预期的手术治疗效果等后果。

### (二) 确定合理的外科治疗方案的原则

根据病人自身情况及肿瘤的生物学特点，确定合理的外科治疗方案。肿瘤外科治疗方案的正确选择直接关系到病人预后及生活质量。手术方案的制订应从病人的身体及心理状况、肿瘤的部位、病理组织学特点及分期、手术切除达到根治和缓解的可能性、综合治疗的获益等多方面全面考虑，才有可能达到预期效果。手术方案的制订需遵循以下原则：

1. 依据肿瘤的病理及生物学特性选择手术方式

依据肿瘤的病理及生物学特性选择手术方式，彻底切除肿瘤，力争达到手术治愈。不同病理类型的肿瘤其生物学特性也不同，例如上皮源性恶性肿瘤的淋巴道转移率较高，因而对此类肿瘤在治疗原发灶的同时还需考虑清扫相应引流区域的淋巴结；间叶来源的肿瘤以血行转移为主，但也有少数肿瘤可以有淋巴道的转移，如滑膜肉瘤、恶性纤维组织细胞瘤等的淋巴结转移率可达 20% 左右，所以在行扩大切除术的同时还需考虑行淋巴结的清扫；原发肌肉或软组织肉瘤侵犯肌肉时，肿瘤易沿肌间隙扩散，应将肌肉连同筋膜从起点到止点全部切除；有些肿瘤常出现多中心的病灶，例如食管、胃、肠道肿瘤，手术切除范围应尽量保证切缘干净。

2. 最大限度地切除肿瘤和最大限度地保留正常组织和功能

手术彻底切除是使大多数实体瘤获得治愈的最主要的手段。但亦不能无谓地扩大切除范围，因此肿瘤切除范围应遵循"两个最大"原则，即最大限度地切除肿瘤和最大限度地保留正常组织和功能。两者发生矛盾时，后者应服从于前者。但是如因切除过多组织严重影响器官功能，甚至可能威胁到生命时，必须缩小切除范围。例如，如果肺癌手术需行一侧全肺切除才能达到根治，但对侧肺功能差，难以代偿，此时只能放弃全肺切除。

### 3. 依据病人年龄、全身情况和伴随疾病选择术式

恶性肿瘤病人以中老年为主，中老年病人重要器官功能状态及储备能力下降，且常合并其他慢性疾病，手术风险较大。对于年龄大、并发症多、身体状况差的病人，手术方式的选择要综合全身因素考虑，不能一味追求根治；恶病质的病人则属手术禁忌。但是要具体情况具体分析，如肺癌病人合并全肺不张、食管癌病人食管完全梗阻、肠道肿瘤病人合并消化道大出血等，虽然病情严重，但若手术可以完全切除，则治疗后情况反而可能好转。

### 4. 正确认识外科治疗在肿瘤综合治疗中的地位

应用手术切除肿瘤是治疗实体瘤的一种有效方法，但亦只有在肿瘤仍限于局部或区域淋巴结时才有效。然而很多实体瘤病人在临床诊治时已存在有微小或亚临床的转移灶，这亦是手术后出现复发或转移的根源，因而肿瘤外科医师应当不同于一般外科医师，除了掌握肿瘤的生物学特性及手术操作技巧外，还应熟悉肿瘤的病理类型和其他治疗方法，如放疗、化疗、内分泌治疗及基因治疗等方法，对肿瘤的治疗要有全面的了解，综合设计每个病人的具体治疗方案，以达到最佳的治疗效果。

### （三）防止肿瘤医源性播散的原则

一般的外科原则也适用于肿瘤外科，如无菌操作、术野暴露充分、避免损伤需保留的正常组织等，但最为重要的是无瘤原则。

### 1. 探查由远及近，动作轻柔

对内脏肿瘤探查应从远隔部位的器官组织开始，最后探查肿瘤及其转移灶，手术操作应从肿瘤的四周向中央解剖。探查时动作一定要轻柔，切忌大力挤压以致肿瘤细胞脱落播散。

## 2. 不接触隔离技术

术中标本活检后应更换所有的消毒巾、敷料、手套和器械，然后再行根治手术；切口充分，便于显露和操作；用纱垫保护切口边缘、创面和正常脏器；对伴有溃疡的癌瘤，表面应覆以塑料薄膜；手术中术者的手套不直接接触肿瘤；手术中遇到肿瘤破裂，需彻底吸除干净，用纱布垫紧密遮盖包裹或者用塑料布将其包扎，使其与正常组织及创面隔离，并更换手套和手术器械；若不慎切入肿瘤，应用电凝烧灼切面，隔离手术野，并扩大切除范围；肠祥切开之前，应先用纱布条结扎肿瘤远、近端肠管。

## 3. 先结扎阻断肿瘤部位输出静脉，再结扎处理动脉

先结扎肿瘤的出、入血管，再分离肿瘤周围组织。手术中的牵拉、挤压或分离等操作都有可能使肿瘤细胞进入血液循环，导致肿瘤细胞的血行播散，因此，显露肿瘤后应尽早结扎肿瘤的静脉，再结扎动脉，然后再进行手术操作，尽可能减少癌细胞血行播散的机会。

## 4. 尽量锐性分离，少用钝性分离

钝性分离清扫彻底性差，且因挤压易引起肿瘤播散，应避免或少用，尽量使用刀、剪等锐性分离。另外，手术时采用电刀切割，不仅可以减少出血，而且可以使小血管及淋巴管被封闭，且高频电刀有杀灭癌细胞的功能，因而可以减少血道播散及局部种植。

## 5. 整块切除

禁止将肿瘤分块切除，切线应与瘤边界有一定的距离，正常组织切缘距肿瘤边缘一般不少于 3 cm。肌纤维肉瘤切除时要求将受累肌群从肌肉起点至肌肉止点处完整切除。

## 6. 肿瘤切除后冲洗

标本切除后，胸腹腔用蒸馏水冲洗；术毕可用 2% 氮芥溶液冲洗创面，减少

局部复发的机会。有报道表明0.5%甲醛可有效地控制宫颈癌的局部复发。肠吻合之前应用氯化汞或5-FU冲洗两端肠腔，可使结肠癌的局部复发率由10%降低到2%。尽管严格遵循无瘤原则，仍然有肿瘤转移的可能，这主要决定于肿瘤的扩散途径和生物学特性，也与机体的免疫状况有关。

# 第三节 肿瘤的外科治疗

## 一、肿瘤外科手术的术前评估

肿瘤的手术治疗切除范围常较大，需要同时作原发灶的广泛切除及区域淋巴结的清扫。有时需要同时切除多个脏器，因而手术治疗前还须对病变做出正确的分期，以选择恰当的治疗方法，选择根治性切除还是姑息性切除，或采用手术与其他方法的综合治疗等。

目前，常用的肿瘤分期方法是国际抗癌联盟制订的TNM国际分期法。有些肿瘤还有一些特殊的分期方法，如直肠癌的Duke分期法等。在国际分期法中有治疗前的临床分期（cTNM）和手术探查后的手术分期（sTNM），而术后分期是根据术后组织学检查原发灶的侵犯程度、淋巴结的转移程度以及转移部位和转移数量的病理分期（pTNM）。死亡后尸体解剖发现的肿瘤，根据有无区域淋巴结及远处转移，病理检查明确肿瘤侵犯范围及组织切片等分期则是非常正确的分期（aTNM）。临床复发病例常不做分期。现代影像学CT、MRI和血管造影，已经能在术前对肿瘤做出准确分期。

肿瘤手术前应考虑到许多因素的影响：①病人的一般情况，如年龄、重要脏器的功能等，年龄越大对手术的耐受性也越低，重要器官的功能不全常使病人难以耐受手术等；②手术对正常生理功能的影响；③手术的复杂性和手术本身的并发症及死亡率，复杂的手术本身有较高的并发症和一定的死亡率，但有时即使手术较小或姑息性手术对一般情况较差的病人亦有较大的危险性，因而必须根据病人本身的情况而选择合适的手术治疗方式。

## 二、肿瘤外科手术适应证与禁忌证

手术的适应证和禁忌证是相对的，除了血液病、恶性淋巴瘤、多发性骨髓瘤等全身性恶性肿瘤外，一般情况下如果手术切除原发癌和转移癌，比不切除或其他治疗方法效果好，都应当争取手术切除。当然，如果从手术治疗的效果来看，手术适用于多数早期肿瘤，或虽不属于早期，但范围局限者；虽然淋巴结转移，但尚可以清扫者；虽然有邻近器官的受累，但是可争取切除者等，都应尽早切除。恶性肿瘤又是慢性消耗性疾病，随着临床外科学的发展及临床实践经验的增多，手术的适应证和手术的范围都在不断扩大，以前认知中的禁区如今早已被打破，过去认为不能手术的部位，早已成功地实施了手术。因此，只要确实有利于提高疗效，都应积极创造条件施行手术。

我们提倡积极的手术，当然也要具体情况具体分析。要考虑到肿瘤的部位、侵犯范围、临床分期以及转移的程度。勉强手术，不但影响手术治疗的效果，而且疗效又不及其他治疗方法，那么就应当积极果断地放弃手术而选择其他治疗。

强调积极的外科手术态度，也要重视对手术危险性的估计。肿瘤病人手术的重要特点是手术范围较广、创伤面积较大，大部分肿瘤的手术对病人的打击是全身性的，对全身生理功能的损害都是十分严重的，所以，肿瘤的手术较其他外科手术，有更大的危险性和难以预测性。这一点在选择手术时应当有充分的估计。

另外，手术的适应证和禁忌证还应当与医院设备条件、接诊医生的技术水平有关。对具体的肿瘤病人是否采取手术治疗，还是选择其他的综合治疗方法，要根据具体情况来定。

# 第四节 肿瘤外科的手术分类

## 一、预防性手术

有些临床症状及疾病容易发生癌变，因而外科医师有责任教育病人及早治疗以预防癌变的发生。预防性手术是对具有潜在恶性趋向的疾病和癌前病变做相应的外科治疗，以防病变进一步发展为恶性肿瘤。临床常需预防性手术治疗的疾病有：肺不典型腺瘤样增生、家族性腺瘤性息肉病、溃疡性结肠炎、多发性内分泌增生症、隐睾症、（口腔、外阴）白斑病、重度乳腺小叶增生或伴有乳腺癌高危因素者和易受摩擦部位的黑痣等。此外，成人的声带乳头状瘤、膀胱乳头状瘤、卵巢皮样囊肿和大肠腺瘤等均有潜在恶变倾向，应行预防性切除术。

## 二、诊断性手术

肿瘤治疗前均需获得病理组织学的诊断，然而许多标本的获取均需通过外科手段。由于诊断性手术的目的重在诊断，所以应尽量选取创伤及风险最小的手术方式来获得组织标本。常用的诊断性手术方法包括：

### （一）针吸活检

应用细针做肿瘤穿刺，吸取物做涂片检查可以快速简便地了解活检组织是否为肿瘤组织。准确率一般可达 70%～80%。但是由于细针穿刺涂片，细胞常较分散，有时诊断较困难，即使很有经验的医师也不能正确区分是肿瘤细胞还是其他细胞，所以此方法有一定的假阳性或假阴性率。因而需要进行手术治疗时不能以细胞学检查作为手术指征。常用于表浅可疑肿块。

## (二) 穿刺活检

通过一种特殊的空心针做肿块的吸取，获得组织条进行病理切片检查，对大多数的肿瘤可以获得较多的组织量，可作为诊断的依据。大多数肿瘤可用此方法获得足够的组织以明确肿瘤的性质及分型，但在软组织及骨肿瘤，吸取的组织很难分型，恶性淋巴瘤亦不能以吸取的组织做分型。

## (三) 钳取活检

对皮肤或黏膜表浅肿物，通过内镜或直接以活检钳咬取组织，进行病理检查。

## (四) 切取活检

切取一小块肿瘤行组织学检查，可用于表浅组织，亦可用于深部组织，对深部或较大肿物难以整体切除但需要了解肿瘤的性质，切取部分组织进行病理检查为选择其他治疗方法提供了依据。

## (五) 切除活检

对局限的可切除肿物，采取切除整个肿物进行病理检查的方法，包括淋巴结切除活检。切除的肿瘤应做组织学检查，如是良性肿瘤则不必再进一步手术，如是恶性肿瘤则应根据肿瘤的性质，再决定进一步手术方式。因而做切除活检时，不要污染周围正常组织，不能影响以后的再次手术。

不论选取哪种诊断手术的方式，我们都应注意以下几点：①尽可能缩短诊断性手术与根治性手术之间的时间。②注意活检手术切口的选择，应使针穿的针道或活检的切口包含在根治性手术切除的范围之内。③注意避免肿瘤细胞的脱落转移，例如注意保护手术切口、避免反复使用切除肿瘤的器械等。手术时要确切止血，不要造成局部血肿，因血肿可促进肿瘤播散，也会为后续手术造成困难。④切除活检时应注意标记标本的边缘，为再次手术做重要的参考。

## 三、探查性手术

探查性手术的目的一是明确诊断，二是了解肿瘤范围并争取切除肿瘤。所以它不同于上述的诊断性手术。探查性手术往往需要做好大手术的准备，一旦探查明确诊断而又能彻底切除肿瘤时，应即时行肿瘤的治愈性手术，所以术前准备要充分，术中必须备有冷冻切片病理检查。

## 四、治疗性手术

### （一）治愈性手术

治愈性手术的目的是彻底切除肿瘤，是肿瘤外科的最主要作用。凡肿瘤局限于原发部位或仅累及区域淋巴结，皆应施行治愈性手术。治愈性手术的最低要求是切缘在肉眼和显微镜下未见肿瘤组织。

治愈性手术对上皮来源的恶性肿瘤而言为根治性手术。根治性手术是指：对肿瘤所在的器官大部分或全部，连同区域淋巴结做整块切除。若肿瘤侵犯邻近脏器，则受侵犯的器官亦应做部分或全部切除。如右肺下叶病灶常规行右肺下叶切除加纵隔淋巴结清扫术；但若侵犯右肺中叶，则需行复合肺叶切除手术。

治愈性手术对肉瘤而言称之为广泛切除术。广泛切除术是指：广泛切除肉瘤所在组织的全部或大部分，以及部分邻近的深层软组织。例如，肢体横纹肌肉瘤应将受累的肌肉起止点及其深层筋膜一并切除，有时甚至需将一组肌肉全部切除，以免肉瘤沿肌间隙扩散。

随着外科手术技术和器械的发展以及肿瘤综合治疗水平的提高，某些肿瘤的手术范围有所缩小，在不影响肿瘤根治原则的基础上，保留了器官功能，提高了生活质量，这类手术称之为功能保全性肿瘤根治术。例如，乳腺癌根治术发展到乳腺癌改良根治术，后者保留了胸大肌和胸小肌，手术范围大大缩小，对整个胸部外形和功能的保留都有了很大的改善，而治疗效果并无下降。

## （二）姑息性手术

姑息性手术是指对原发灶或其他转移病灶的手术切除已经不能达到根治的目的，而手术的目的是减少或防止肿瘤组织危害生命及其对机体功能的影响，消除某些症状；或用一些简单的手术，防止或解除一些可能发生的症状或并发症，以提高病人的生活质量。例如一些晚期消化道肿瘤所致梗阻的病人，在病灶无法切除的情况下，还可做转流术或造瘘术，以提高病人的生活质量。

## （三）减积手术

有时肿瘤体积较大，手术已不能达到根治的目的，这些肿瘤已不能完整、彻底切除，但可将原发病灶做尽可能地切除，便于以后应用其他治疗手段控制残存的癌细胞，此种手术称为减积手术。这种治疗方法的作用是减少肿瘤体积，减少肿瘤细胞量，再配合其他治疗方法。如果有些仅作为暂时解决症状的目的，而对残留的肿瘤无有效的治疗方法以达到控制者，并不能称为减积手术。临床上常使用减积手术的肿瘤包括卵巢癌、横纹肌肉瘤和恶性脑胶质瘤等。

## （四）复发或转移灶的外科切除

转移性肿瘤并非手术的绝对禁忌证。转移性肿瘤是否符合手术治疗的适应证取决于原发肿瘤的生物学特性以及原发肿瘤首次治疗的疗效。转移性肿瘤的手术适应证适合于原发灶经治疗已得到较好的控制，转移灶为单个，不伴有多发或其他部位的转移，且转移灶除了手术外无其他更好的治疗方法，同时病人一般状态较好，无手术禁忌证者。

复发性肿瘤手术治疗效果较差，难度也较初次手术有所增加，手术结合其他治疗可能达到更佳的治疗效果。不论复发还是转移性肿瘤都属疾病晚期，手术治疗效果总体欠佳，因此需注重采取综合治疗，切忌盲目手术。

（五）切除内分泌器官以治疗激素依赖性肿瘤

某些肿瘤的发生、发展与体内激素水平明显相关，为激素依赖性肿瘤。因而切除某些内分泌器官亦能达到一定的治疗效果。最为常见的激素依赖性恶性肿瘤为乳腺癌、前列腺癌以及甲状腺癌等。可以通过切除内分泌器官，减少激素的分泌，抑制肿瘤生长，起到治疗作用。临床上可采用卵巢切除术治疗绝经前的晚期乳腺癌，该法也可作为术后辅助治疗。另如前列腺癌，可采用双侧睾丸切除术进行治疗。卵巢切除术治疗绝经前晚期乳腺癌，或作为术后的辅助治疗，对激素依赖性的肿瘤有效率可达45%～50%。近年来随着激素拮抗药物的发展和应用，其也可以达到与内分泌器官切除同样的效果。因而可以在切除内分泌器官前先应用该类药物，如有效者则再手术治疗，以获得更好的效果。

## 五、重建与康复性手术

肿瘤手术治疗后病人的生活质量是非常重要的。在设计肿瘤手术时要同时力争使术后病人的外形及功能接近正常。随着生活水平的提高，病人对生活质量的要求也不断增加。近年来，显微外科和整形外科技术不断进步，重建和修复性手术对于肿瘤根治术所造成的局部解剖缺陷的补救修复能力越来越强。其目的是最大限度地恢复病人的器官形态和功能，并能满足根治性手术对肿瘤大范围切除的需要，提高手术治疗的效果。近年来应用游离肌皮瓣、小血管吻合技术以及整形外科的配合可以修复缺损，也使肿瘤外科医师能进行更广泛的手术，以提高手术治疗的效果。例如：口腔部肿瘤侵犯下颌骨后，使用游离腓骨肌皮瓣修补；舌癌切除术后，应用带状肌肌皮瓣行舌再造术；部分放疗或外科手术导致的肌肉损伤通过肌肉挛缩松解术来恢复肌肉功能；乳腺癌术后可以用背阔肌或腹直肌肌皮瓣进行缺损乳腺的修复等。

### 六、肿瘤外科急症手术

肿瘤可以引起一些急诊情况，需要应用手术的方法解除。肿瘤本身或其转移灶可引起出血、空腔脏器穿孔、梗阻或严重感染等急症，因其可导致病情突然恶化，甚至危及病人生命，需要外科手术紧急处理，以缓解危急情况。例如，肺癌合并大咯血；胃肠道肿瘤合并穿孔或出血；气管肿瘤堵塞导致呼吸困难等，均需要行急诊手术治疗。

肿瘤的急诊情况大多是肿瘤晚期，病变发展到一定程度后造成的症状。当然有些亦可以出现在较早阶段。因而有些急诊情况在手术后配合其他治疗方法，在症状解除后再施以根治性措施，有时仍可以取得较好的效果。

# 第五节　外科手术为主的综合治疗模式

每个肿瘤治疗前，外科医师应与影像诊断科、放射治疗科、肿瘤内科及病理科的医师密切配合，根据肿瘤的性质特点和病人状况，多学科团队（MDT）协作，制订合理的综合治疗方案。正确评价手术在综合治疗中的地位，确定综合治疗的步骤。肿瘤病人的首次治疗的正确性是提高疗效的关键。首次治疗的正确、彻底能使病人获得治愈的机会，反之如果首次治疗不彻底、不正确，则复发机会亦增加，复发后再治疗不仅手术的范围扩大，同时也大大地减少了治愈的可能。根据病人全身状态（年龄、体质、免疫功能、脏器功能、骨髓功能、对各种治疗承受能力），肿瘤生物学特性（发生部位、浸润深度、大体类型、生长方式、淋巴结转移、TNM 分期）全面综合分析，权衡利弊，制订合理治疗方案。选择外科治疗、化学治疗、放射治疗、靶向治疗、免疫治疗和中药治疗等综合治疗方法，最后使肿瘤得以治疗。目前的各种治疗方法均有一定的局限性。手术和放疗均为局部区域的治疗方法，虽然对于部分病例可作为根治性治疗手段并具有一定的治愈率，但对手术范围或放射野以外的癌细胞无能为力，不能防止癌细胞的远处转移及消灭循环血液中的癌细胞。药物治疗虽然是全身性的，但其选择性抑制作用不强，且常有一定的不良反应。中医中药可以调整机体的免疫功能，是有效的辅助治疗方法，但对杀灭癌细胞的作用不大。靶向治疗虽然效果显著，但是其高昂的费用限制了其在国内病人中的应用。免疫治疗及生物反应修饰剂是通过提高机体的免疫功能来抑制癌细胞的生长，但只有在用其他方法治疗后体内残留癌细胞数量很少时才有效。因而只有将各种治疗方法有机地结合起来，发挥各自的特点，建立有效的综合治疗措施，才是提高疗效的关键。综合治疗方针的制订有赖于了解各种治疗方法的效果、副作用的特点及彼此之间的影响等因素。按照循证医学原则进行的多中心大样本随机对照临床试验可为各种恶性肿瘤综合治疗方针的确立提供最大的帮助。

临床上以外科为主的综合治疗主要涉及手术与放射治疗和（或）化学治疗的综合运用。目前，肿瘤综合治疗的模式主要适应病例有：①传统模式（术后辅助放化疗）：乳腺癌、睾丸肿瘤、大肠癌、软组织肉瘤；②新辅助化疗后手术：骨肉瘤（各期）、乳腺癌（Ⅲ期）、肺癌（ⅢA）；③新辅助放化疗后手术：直肠癌；④同时放化疗（尤文瘤模式）：尤文瘤、肺癌；⑤生物治疗与其他治疗结合：非霍奇金淋巴瘤、胃癌、乳腺癌、肝癌。

## 一、外科手术与放射治疗的综合应用

### （一）术前放疗

对于某些肿瘤来说，术前放疗可以使瘤体缩小，提高切除率，同时使癌细胞的活力降低，使癌细胞的播散机会大大减少。上颌窦癌、肺癌、食管癌、直肠癌及软组织恶性肿瘤等适合于术前放疗。

### （二）术中放疗

在手术中同时进行放射治疗的情况日渐增多。但是对设备及环境要求较高，目前仍难以在大多数医院进行普及。可见于乳腺癌、胃癌、胰腺癌以及肺癌、食管癌的报道。

### （三）术后放疗

主要用于手术切除后可能有肿瘤残留的部位，以减少或防止局部复发。如食管癌或肺癌手术时，在食管切除后，对食管床可能有癌细胞残留部位进行标记，术后给予局部照射。

也有用于照射局部引流区，如乳腺癌根治术后照射锁骨上及内乳淋巴结区域，以减少淋巴结的转移。术后放疗也可应用后装的方法。在手术时将专用的带有刻度的细管预先埋置于需要照射的部位，术后 48 小时即可将放射源经细管置于适当的部位进行放射治疗。后装治疗的优点是定位准确，局部剂量均匀，放射副反应小，所需时间较短，病人能早期康复。

## 二、外科手术与化学治疗的综合应用

### （一）术前化疗（新辅助化疗）

又称新辅助化疗。对较大的肿瘤应用术前化疗，可使肿瘤缩小，降低临床分期，为手术切除创造条件。对于部分有保乳需求的乳腺癌病人，可以通过新辅助化疗使以前不能保乳的病人保留乳房。同时新辅助化疗能有效地杀灭循环血液中的游离癌细胞，消除或缩小亚临床病灶，降低远处转移率。同时也可将新辅助化疗作为一种体内的药物敏感试验，以便筛选适宜病人的化疗方案。但是新辅助化疗也会使约 5%的病人丧失手术机会。新辅助化疗的方法有全身用药及动脉内给药。

### （二）术中化疗

手术中的操作有可能导致癌细胞脱落并进入血管、淋巴管或散落在体腔、手术创面等处，因而手术时全身应用化疗药物或用 1%氮芥或顺铂等抗癌药物冲洗创面，可减少全身转移和局部复发的发生。

### （三）术后化疗（辅助化疗）

对于大多数类型的恶性肿瘤辅助化疗是目前最常用的方法。由于术后复发主要是由于手术前已存在的亚临床型微小转移灶或手术时造成的播散得以发展成为临床新的病灶，所以辅助化疗是提高疗效的重要治疗方法。对淋巴结有转移的病人术后辅助化疗是十分必要的，而淋巴结无转移的病人则需要对一些预后指标进行综合评判来选择高危复发病人给予全身性综合治疗。手术后残留癌细胞的倍增时间较短，因而对化疗更为敏感。辅助化疗宜于术后早期应用，且需要全程足量，一般应用时间不宜太长，以术后 6～8 个月内完成辅助化疗为宜。

## 三、外科手术与其他治疗方法的综合应用

手术、放疗、化疗是目前公认的肿瘤治疗的三大模式，这些治疗方式都是直接作用于肿瘤细胞，但在消灭肿瘤细胞的同时，也会损伤正常组织，特别是破坏在机体抗肿瘤防御中占重要地位的免疫系统，尤其是细胞免疫。在现代分子生物学和基因工程技术推动下，以免疫治疗为基础的生物治疗日益受到重视。在通常情况下，肿瘤与机体防御之间处于动态平衡，这种动态平衡的失控导致肿瘤的增殖播散。因此有可能通过调整增强机体的防御机制以控制肿瘤的生长甚至使其消退。白介素、干扰素、肿瘤坏死因子、集落刺激因子等细胞因子治疗，淋巴因子

激活的杀伤细胞、肿瘤浸润细胞等过继性细胞免疫治疗，单克隆抗体及其交联的化疗药物、细胞毒素、核素的导向治疗，肿瘤疫苗治疗或基于转基因技术的基因治疗等，部分已应用于临床，并且获得了很好的治疗效果，对于恶性黑色素瘤和肾细胞瘤等免疫原性较强的肿瘤疗效尤为突出。从外科手术切除实体瘤中分离出的 TIL 细胞，经体外白介素 2 激活扩增后回输入病人体内，对自身肿瘤细胞具有强烈的杀伤作用，目前已经用于恶性黑色素瘤、肾癌、卵巢癌、乳腺癌的临床治疗，尤以前两者疗效显著。介入治疗作为一种新兴的治疗措施，其与外科手术的关系日渐密切，已取得了较好的临床效果。目前新的方法不断地涌现，肿瘤外科也在不断地与这些方法联合治疗肿瘤，探索更好的前景。

# 第七章　肿瘤放射治疗

## 第一节　概　述

　　放射治疗作为肿瘤重要的治疗手段之一，其历史可追溯到 19 世纪末。自 1895 年伦琴发现 X 线、居里夫妇发现镭以来，放射线开始逐渐应用于恶性肿瘤的临床治疗，主要治疗位于体表和自然体腔的恶性肿瘤。20 世纪中后叶，随着技术进步，$^{60}$Co 治疗机和加速器问世，其所产生的射线穿透力强，能够治疗深部肿瘤，使放射治疗的应用范围更加广泛。近 20 年，随着放疗设备的改进和计算机发展，已形成集影像、计算机、加速器为一体的现代放疗技术，如三维适形放射治疗、调强放射治疗、影像引导放射治疗。这些技术的发展，能完成复杂和不规则靶区的照射，不仅能获得精确的照射剂量，而且在提高肿瘤治愈率的同时也改善了病人的生活质量。现代放射治疗的临床应用更加广泛，成为目前肿瘤综合治疗的重要手段，参与约 70% 肿瘤的临床治疗。

## 第二节　肿瘤放射物理学

　　肿瘤放射物理学是放射治疗的重要组成部分，是物理学的概念、原理和技术在肿瘤放射治疗中的应用，放射肿瘤学取得的成就与放射物理学的发展密不可分。放射源从低能 X 线、$^{60}$Co 发展到现在的高能 X 线、质子和重粒子；放疗技术从简单的二维到三维适形、调强放射治疗、图像引导的放射治疗；放疗影像从 X

线片到 CT、三维重建图像、MRI、功能显像 PET 及各种影像融合技术，这些放射物理技术的发展和计算机技术的应用，使我们可以更加精确地确定肿瘤靶区，提高放疗剂量，增加肿瘤的局部控制率，同时更好地保护正常组织，降低治疗并发症，改善病人的生活质量。

## 一、放射线的种类

电离辐射的射线通常分为两大类：带电粒子和非带电粒子。带电粒子如电子、质子、α 粒子等与物质相互作用时，直接引起物质的原子电离，称为直接电离。非带电粒子本身不能使物质电离，但它们能与原子的壳层电子或原子核作用产生次级粒子，如电子、反冲核等，然后再与物质中的原子作用引起原子电离，称为间接电离。临床上放射治疗常用的非带电粒子有 X 射线和 γ 射线，带电粒子有电子线、质子和重粒子等。

### （一）X（γ）射线的物理特性

X 线和 γ 射线本质都是光子，只是产生方式不同，X 线是高速电子流打靶（钨、铂金）产生，γ 射线是放射性核素核能级间的跃迁而产生。

根据能量的不同 X 线通常分为低能 X 线和高能 X 线，低能 X 线能量在 50 kV 到 500 kV。千伏级 X 线穿透力低，最高剂量在皮肤表面，进入组织后剂量迅速下降，仅适合治疗浅表肿瘤如皮肤癌。高能 X 线通常在兆伏级（MV）以上，如临床上常用的 6MV 或 15 MV 的 X 线。高能 X 线穿透能力强，且随能量的增加而增加，即能量越高，皮肤表面剂量越低，最大剂量点深度越深，因此高能 X 线适合治疗体内深部的肿瘤。

### （二）电子线的物理特性

电子线治疗是直线加速器内普通电子（约 50 keV）通过微波加速装置加速

到兆伏级能量，然后直接引出照射肿瘤。电子线是临床最常用的带电粒子射线，与 X（γ）射线不同，电子线穿透能力弱，皮肤剂量高，一般在75%以上，且随能量的增加浅表剂量增加，进入组织后很快达到剂量最大点，随之剂量迅速跌落。剂量迅速跌落是临床应用高能电子线的重要原因，这种特性有利于保护肿瘤后方的正常组织，因此，电子线治疗时常用单野照射治疗浅表或偏侧的肿瘤，如转移淋巴结、皮肤癌等。

## 二、放射剂量学概念

### （一）吸收剂量

是单位质量物质吸收电离辐射的平均能量，是研究辐射效应最基本、最重要的物理学要素，其单位是戈瑞（Gy），1 Gy = 1 J/kg = 100 cGy。

### （二）百分深度剂量

指射线中心轴某一深度的吸收剂量与最大吸收剂量的比值，它反映了射线的穿透力。X（γ）射线进入模体或人体，与物质相互作用产生次级电子，次级电子在运动轨迹上损失能量被物质吸收，吸收剂量随深度增加而增加直至最大，从体表至最大吸收剂量点称为剂量建成区。随着深度的继续增加，吸收剂量逐渐减少。高能 X（γ）射线穿透力强，皮肤剂量低而深部剂量高，适合治疗深部肿瘤。

### （三）射线束

从放射源出发沿着光子或电子等射线辐射方向，其横截面的空间范围称为射线束。

### （四）射线束中心轴

射线束的中心对称轴线，与光阑所确定的射线束中心准直器的旋转轴和放射源的中心同轴。

（五）照射野

准直器准直后，射线束中心轴参考点处与中心轴垂直的射线束截面即为照射野，这是我们通常说的几何学照射野。在放射剂量学中还有物理照射野的概念，即临床剂量学中规定射线束中心轴剂量为100%，相对射线束中心轴50%等剂量线包括的范围即为物理照射野的大小。

（六）源皮距

从放射源前表面沿射线束中心轴到受照物体表面的距离。

（七）源轴距

放射源到机架旋转轴的距离。

（八）参考点

为剂量计算或测量的参考，一般情况下指模体内射线束中心轴上剂量最大点。参考点规定如下：400 kV以下的X线，在模体表面；高能X（γ）线，在模体表面下最大剂量点处。

（九）校准点

国家技术监督部门颁布的剂量学规程所规定的放射治疗机剂量校准的测量点。

（十）射线质

表示射线束在水模体中的穿射能力。

### 三、放射治疗方式及常用的放射治疗设备

按射线源与人体的位置关系可将放射治疗分为两种基本照射方式：①外照射，即放射源位于体外对人体进行照射，这是临床最常用、最主要的放疗方式；②内照射，即近距离治疗，将放射源直接置于被照射的组织内或放入人体天然的腔内，如乳腺癌、舌癌及前列腺癌插植治疗，鼻咽癌、宫颈癌腔内治疗。

外照射是临床最常用的治疗方式，其放射源可以是放射性同位素，如 $^{60}$Co 治疗机，也可以是产生不同能量 X 线的 X 射线治疗机和加速器，还可以是产生电子束、质子束、中子束及其他重粒子束的各类加速器。与近距离治疗不同，外照射大部分射线被均整器、准直器、限束器等屏蔽，只有少部分到达组织；外照射必须经过皮肤和其他正常组织才能到达肿瘤，肿瘤剂量受到皮肤和正常组织耐受剂量的限制；单野照射时肿瘤剂量分布不均匀，但可通过选择不同能量的射线和多野技术使肿瘤获得均匀的照射剂量。

近距离治疗的放射源是放射性同位素，常用的放射源有 $^{60}$Co、$^{137}$Cs、$^{192}$Ir、$^{125}$I，其放射源活度一般较小，治疗距离短，放射源周围组织剂量高，靶区剂量分布不均匀，而远隔组织由于距离平方反比定律的影响，剂量很低。利用近距离治疗物理学特性可以给予肿瘤局部高剂量而周围正常组织较低的剂量。现代后装近距离技术不仅可以优化剂量分布，使布源更加精确合理，而且应用遥控技术大大减少了工作人员所受辐射的剂量。

（一）常用的放射治疗设备

1950 年前放射治疗机器仅能产生千伏级 X 线如接触 X 线（40～50 kV）、浅表 X 线（50～150 kV）和深部 X 线（150～500 kV）。千伏级 X 线穿透力低，仅对浅表肿瘤有效，1951 年加拿大生产出第一台 $^{60}$Co 治疗机后，千伏级 X 线治疗机逐渐退出舞台，目前仅在少数单位用于治疗皮肤肿瘤和直肠癌腔内接触治疗。

临床上现主要使用的外照射设备有 $^{60}$Co 治疗机、直线加速器及部分重粒子装置。

1. $^{60}$Co 治疗机

$^{60}$Co 治疗机是第一种兆伏级外照射治疗设备，它是将放射性同位素 $^{60}$Co 所产生的 γ 射线经准直系统准直后来照射肿瘤。$^{60}$Co 是种人工放射性同位素，核中能量主要以 γ 射线形式释放，最终衰变成镍。$^{60}$Co 衰变释放的 γ 射线包括两种能量：1.33MeV 和 1.17MeV，平均能量 1.25MeV。$^{60}$Co 半衰期为 5.27 年，即每月衰减约1.1%，因此每 4～5 年需要更换一次放射源。与千伏级 X 线治疗机相比，$^{60}$Co 治疗机释放的 γ 射线能量较高，穿透能力强，可以用于治疗深部肿瘤；同时旁向散射小，周围剂量跌落快，有利于保护周围正常组织；千伏级 X 线最大剂量点在皮肤表面，而 $^{60}$Co 最大剂量点在皮下 5 mm，因此皮肤反应较轻；千伏级 X 线以光电效应为主，骨吸收能量较软组织大得多，而在 $^{60}$Coγ 射线中康普顿效应占优势，骨和软组织吸收剂量相近，这样当射线穿过正常骨组织时不致引起严重骨损伤。

$^{60}$Co 治疗机虽然提高了能量，但治疗深度有限，仍不能满足胸、腹等深部肿瘤的治疗需要，而且存在放射源污染问题，随着高能医用加速器的问世，$^{60}$Co 治疗机在临床应用逐年减少。

2. 直线加速器

第一台医用直线加速器于 1953 年在英国开始使用并逐渐成为放疗的主流设备，据统计，在兆伏级放射治疗设备中，直线加速器占了 80% 以上。直线加速器是高频电磁波通过微波加速装置使普通电子（约 50 keV）加速为高能电子，高能电子直接引出照射肿瘤即电子束治疗，或高能电子打靶（钨、铂金）产生 X线照射肿瘤即 X 线治疗。目前大多数直线加速器能同时进行 X 线治疗和电子束治疗，按 X 线能量一般分为低能 X 线（4～6 MV）和高能 X 线（15～18 MV），仅具有低能 X 线的加速器称为低能单光子直线加速器，同时具有低能和高能 X线的加速器称为双光子直线加速器。

现代直线加速器装配有多叶准直器（multi leaf collimator，MLC），MLC 是用来产生适形照射野的机械运动装置，俗称多叶光栅，它可以替代射野挡块形成不规则照射野，避免熔铅和挡块加工过程中铅对工作人员健康的影响。多叶准直器提供了一种实用的适形治疗方法，它是在常规治疗准直器上的一种改进，使得射野形状能随靶区形状而改变，其问世使适形调强放射治疗变得简单可行。

（二）放疗辅助设备

随着放射治疗技术的不断发展，放射治疗相关设备除上述主要治疗机器以外，还有传统 X 线模拟定位机、CT 模拟定位机、治疗计划系统、图像数据传输网络及质量控制和质量保证的相关仪器。

## 四、常用的放射治疗技术（临床放射治疗技术）

（一）三维适形放疗和调强放疗技术

放射治疗的目标是将辐射剂量集中到肿瘤靶区内杀死肿瘤细胞，同时尽可能地降低周围正常组织受量。因此理想的放射治疗技术应该使高剂量分布在与肿瘤靶区形状一致的三维方向上。为达到剂量分布的三维适形，必须满足两个条件：①每个照射野形状与肿瘤靶区形状一致；②照射野内的剂量强度按一定要求进行调节，即根据肿瘤靶区形状和靶区周围重要器官对束流强度进行调节，以达到最佳剂量分布。满足条件①者称之为三维适形放射治疗（three dimensional conformal radiation therapy，3DCRT），同时满足以上两个条件者称之为调强放射治疗（intensity modulated radiation therapy，IMRT）。

三维适形放射治疗通常采用正向计划设计，即先 CT 在上勾画肿瘤靶区和正常组织，计划者根据肿瘤大小、部位在计划系统上设计出照射野方向、大小和形状、各照射野权重和处方剂量等，计算机计划系统计算后显示靶区剂量分布和周围正常组织受量，计划者评估剂量分布是否满足预期目标，正常组织受量是否超过耐受剂量，如不能满足要求，则重新设计照射野方向、大小、权重等参数，重新计算。

调强放射治疗通常采用逆向计划设计。与正向计划设计不同，逆向设计是先给出预期目标，如肿瘤靶区需要接受的最低剂量、正常组织限制剂量和体积，然后在计算机辅助下计算出每个射野的最佳射束强度分布，使得肿瘤靶区剂量分布和正常组织剂量限制达到处方剂量要求。

三维适形放射治疗和调强放射治疗是肿瘤放疗技术上的重大革新，是计算机技术和影像学发展及放射物理剂量计算方法改进的结果。由于高剂量分布与肿瘤靶区高度适形，能最大限度地减少周围正常组织和器官受照体积和剂量，因此可以提高肿瘤受照剂量，增加肿瘤局部控制率，同时又降低了正常组织的并发症，改善了病人生活质量。与三维适形放射治疗相比，调强放射治疗的高剂量区与肿瘤靶区适形度更高，对正常组织的保护更好，尤其是凹形靶区。调强放射治疗目前已经发展成放射治疗技术的主流平台，广泛应用于鼻咽癌、头颈部肿瘤、肺癌、直肠癌等。

（二）立体定向治疗

立体定向放射治疗是指采用立体定向技术，用多个小野从三维空间将放射线聚焦在病灶，实施单次或多次大剂量照射，在肿瘤靶区内形成高剂量，而周围正常组织受量很小。1952 年瑞典神经外科学家莱克塞尔（Lars Leksell）首先提出立体定向放射治疗的概念，1968 年第一台 $^{60}$Co 作为放射源的立体定向放射治疗设备问世，由于 $^{60}$Co 释放的是 $\gamma$ 射线，治疗时采取单次大剂量照射，肿瘤靶区内剂量非常高，靶区外剂量急剧下降，类似手术切除，故称 $\gamma$ 刀。20 世纪 80 年代初期，直线加速器开始替代应用于立体定向放射治疗，由于直线加速器产生的是 X 线，故俗称 X 刀。

立体定向放射治疗早期主要采用单次照射治疗颅内疾病如动静脉畸形或恶性肿瘤，考虑到肿瘤放疗生物学特性，目前常采用低分割多次（3～5次）照射，治疗部位也由颅内扩展到颅脑外，如非小细胞肺癌、原发或转移肝癌、椎体转移瘤等。临床研究显示，采用立体定向放射治疗技术治疗因内科原因不能手术或不愿手术的早期非小细胞肺癌病人，3年局部控制率为97.6%，与手术疗效相当。

立体定向放射治疗的主要特点：

（1）立体定向放射治疗时肿瘤周边剂量跌落快，每隔1 mm剂量下降可达到10%，因此一旦摆位不准，肿瘤受量会明显下降。立体定向放射治疗体位固定分为有创和无创两种方式：有创体位固定是利用局部麻醉技术，通过特定的固定支杆和螺丝将定位框架固定到病人头骨，确保定位，计划和治疗实施整个过程中病人体位保持一致。分次放疗时更多采用无创固定技术，如头颈部放疗时用热塑面罩固定，胸腹部放疗时用真空垫固定。为限制呼吸运动对肺部肿块的影响，常采用腹压板减少肿块移动，或采用呼吸门控技术降低呼吸运动对肺部肿块位移的影响。分次治疗时采用图像引导技术确保每次放疗摆位一致。

（2）立体定向放射治疗适合治疗小的肿瘤，如颅内肿瘤病灶直径小于3 cm，肺部肿瘤最大直径不超过5 cm。

（3）每次照射剂量高，10～30Gy；疗程短，放疗次数少，可一次或3到5次完成；总剂量高，如非小细胞肺癌常规放疗总剂量60～70 Gy，而立体定向放射治疗生物效应剂量达100 Gy以上。

（4）与常规外照射相比，立体定向放射治疗采用小野集束照射，剂量分布集中，肿瘤靶区内剂量高，剂量分布不均匀，靶区周边剂量梯度变化大，靶区周围正常组织剂量低。

立体定向放射治疗具有精度高、靶区内剂量高、疗效好、治疗时间短等优点，已越来越受临床关注。

## （三）　图像引导的放射治疗技术

三维适形放射治疗技术和调强放射治疗技术可以产生与肿瘤靶区高度适形的剂量分布，但在实际放射治疗实施的过程中，由于每次的摆位误差、器官运动和形变，以及治疗过程中病人体重下降、肿块退缩等原因，肿瘤靶区的形状及其与周围正常组织的位置关系会发生改变，这些不确定因素会导致肿瘤受照剂量不足或正常组织超量。

图像引导的放射治疗技术（image-guided radio therapy，ICRT）是利用计算机技术将放射治疗机和成像设备相结合，在病人每次放射治疗摆位时或放疗过程中采集图像，将采集的图像信息与病人治疗计划的图像信息进行比较，确定肿瘤靶区移位和形变大小并进行校准，从而提高放疗精度。

目前临床上常用的引导放疗的图像设备有：X线透视、CT、B超和远红外等。电子射野影像系统（electronic portal imaging device，EPID）是一种简单实用的IGRT工具，它是利用加速器产生的MV级的X线成像验证病人摆位误差，成像所用的放射源与加速器的放射源相同。kV级X线影像系统也是一种二维验证，与EPID不同的是，它与加速器X线不同源。锥形束扫描CT与放疗机同源，成像系统可直接整合到机架上，机架旋转1周即完成图像采集过程，采集的图像可与病人的治疗计划模型匹配比较，从而得到治疗床需要调节的参数。滑轨CT则是在治疗室内装备kV级的CT扫描机，它与加速器共用一张床，摆位后先进行CT扫描，确定靶区位移大小并校准，再通过滑道将治疗床从CT机移到加速器。滑轨CT的优点是成像质量高，缺点是在治疗时不能进行实时监控，对床移动的精度要求高。无论是X线或CT成像，病人都会接受额外的射线。而B超和远红外成像引导则不存在这个问题，不过由于成像原理不同，B超和远红外成像质量差，三维空间分辨率低。

影像校正有3种方式：离线校正、在线校正和实时校正。离线校正是指在最初几次治疗过程中采集病人影像信息观察靶区位移，根据情况在离线的状态下进行校正，提高后续治疗的精度。离线校正减小的是系统误差，不能减小随机误差。在线校正是指在每次放疗摆位后获取病人二维或三维图像并与治疗计划影像进行对比，通过自动或手动方式移床修正摆位误差，提高放疗精度，在线校正同时减小了系统误差和随机误差。实时校正指在一次放疗过程中对病人靶区发生的位移而进行的校正。

（四）呼吸门控技术

呼吸运动引起胸腹部器官较大幅度的位移，研究表明，在平静呼吸状态下，横膈的运动幅度可达到 2.5 cm。放疗过程中如果忽视胸腹部器官的大幅运动可能导致靶区漏照，而在传统放疗方式中考虑呼吸运动则需要增加较大的计划靶区（PVT），导致正常组织受量显著增加，并不符合精确放疗的原则。近年来发展起来的呼吸门控技术是通过控制呼吸运动的幅度来减少肿瘤靶区的位移，达到缩小计划靶区，减轻放疗反应的目的。

1. 呼吸控制技术

病人呼吸运动到某一特定时相后屏气，此时，肿瘤位置相对固定，然后实施放疗。常用的呼吸控制技术有两种：①主动呼吸控制（active breathing control，ABC）主要是利用口鼻呼吸面罩来控制病人呼吸，当病人的呼吸动度到达预设的阈值时，呼吸面罩内的球状阀门被启动，在预定的时间内阻断气流流通，病人呼吸暂停，放疗开始，达到控制放疗过程中祀区位置移动的目的；②深吸气呼吸控制（deep inspiration breath hold，DIBH），与 ABC 有所类似，病人缓慢呼吸，当达到深吸气末时开始屏气，然后照射。DIBH 不仅能控制肿瘤靶区位移，还可以增加肺的体积，降低肺的密度，减少受照肺的体积。

呼吸控制技术要求在治疗前对病人进行适当的呼吸训练，同时要求病人呼吸功能好，能承受长时间的屏气动作。

2. 呼吸门控

是指在放射治疗过程中监测病人呼吸运动，在特定呼吸时相触发射线束照射。根据示踪标记在身体的位置可分为内门控和外门控。内门控是先将直径 2 mm 的金属粒子植入在瘤体内或肿瘤周围，在放射治疗过程中用 X 线进行实时监测，当金属粒子进入预定范围时自动触发加速器出束照射，当金属粒子离开预定范围时，加速器射束自动关闭。内门控缺点是需要有创植入金属粒子，且实时 X 线监控增加了病人的受照剂量。与内门控不同的是，外门控示踪标记物是放置在病人体表带有红外光反射物质的塑料块，同时在治疗室内安装红外光二极管发出红外光，通过运动敏感摄像头捕捉塑料块上红外光的反射光并传给计算机，根据体表标志与体内肿瘤的位置关系实现对靶区的实时跟踪。

## （五）全身放射治疗技术

全身放射治疗技术（total body irradiation，TBI）是用射线对病人全身进行相对均匀（±10%）剂量照射的一种特殊治疗方法。自伦琴发现 X 线不久，人们就开始了 TBI 的相关研究，随着对放射生物学认识的加深以及放射治疗技术的改进，TBI 逐渐发展为一种成熟的照射技术。TBI 可以抑制受体免疫功能，降低受体对移植物的排斥反应，同时可以清除体内残存的恶性肿瘤细胞，尤其是化疗药物不易到达的部位如中枢神经系统、睾丸等，因此目前主要用于造血干细胞移植前预处理。

1. 放射源的选择

全身放射治疗技术要求病人全身各部位尽可能接受均一剂量的照射，因此常选用穿透力强的高能 X 线，尤其在进行侧位照射时，至少要用 6 MV 以上 X 线。由于剂量建成效应，高能 X 线照射时病人浅表剂量较低，为提高浅表剂量，临床上一般会在病人前方设置约 1 cm 的散射屏，使病人皮肤表面剂量达到 95%。为了获取较为均匀的剂量分布，TBT 照射时常使用补偿膜或组织补偿器给予校正。

2. 照射方式和体位

由于照射范围的限制，常规放疗技术照射时治疗机所提供的最大射野无法包含病人全身，为了将病人整个人体置于单个照射野内，常采用两种方式：①延长源皮距，即增加放射源到病人之间的距离，同时将机头旋转 45 度，使病人身体长轴沿着照射野的对角线放置，以进一步扩大病人体轴方向射野范围；②改变体位，如因治疗室面积小无法延长源皮距，病人可将身体屈曲，呈坐位或胎儿位，缩小需要照射的长度。

对于有条件的单位也可采用其他照射方式，如将病人置于两台 $^{60}$Co 治疗机之间同时照射；或病人仰卧于特殊的治疗床，通过计算机控制治疗床的移动，使病人全身各部位接受均匀剂量的照射。

3. 处方剂量、分割及剂量率

全身照射的剂量参考点一般选在腹部平脐体中线处，由于间质性肺炎是全身放疗常见的严重并发症，因此必须同时给出肺的受照剂量。全身照射可用单次照射或多次分割照射，单次照射处方剂量为 10 Gy，肺处方剂量为 8 Gy。分次照射每次剂量低，治疗时间短，病人反应小，且分次照射有利于正常组织的修复，近年来被广泛采用。分次照射总剂量一般为 12～14 Gy，分 4～6 次完成。

全身放疗时剂量率是需要考虑的重要因素，因为间质性肺炎的发生与剂量率相关，剂量率越高，间质性肺炎始发剂量阈值越低，国内一般采用较低剂量率：7～15 cGy/min。

4. 全身照射的质量保证

TBI 是一种十分复杂的治疗技术，需要精心的计划设计，在病人治疗过程中对各部位剂量进行实时监测。

（六）　高剂量率后装治疗技术

近距离治疗是相对于远距离治疗而言的，它是指将放射源直接置于病人肿瘤内或肿瘤周围进行放射治疗，其基本特征是放射源贴近肿瘤组织，肿瘤组织可以得到有效的照射剂量，而由于辐射剂量随距离增加而迅速跌落，所以邻近的正常组织受量较低。

近距离治疗的研究从居里夫人发现镭后不久就开始了，早期放射源强度低，治疗时间长，医护人员在操作过程中不可避免接触大量的放射线。20 世纪 50—60 年代开始了后装治疗，后装是指先将插植针、导管或腔内施源器置于病人体内的肿瘤部位，然后制订治疗计划，选择最佳方案，最后用遥控装置将放射源送入病人体内进行治疗。后装治疗技术很好地保护了医护工作人员。20 世纪 80 年代末期，高强度、小体积 $^{192}$Ir 源的出现和计算机技术的发展，使后装治疗进入了一个崭新的阶段。

近距离治疗根据放射源治疗时剂量率的不同可分为低剂量率（0.4～2 Gy/h）、中剂量率（2～12 Gy/h）和高剂量率（大于 12 Gy/h）。剂量率越高治疗时间越短，目前后装治疗多采用高剂量率放射源。

与低剂量率后装治疗比较，高剂量率后装治疗有以下优点：

（1）高剂量率后装治疗后装时间短，每次数分钟至 30 分钟，避免病人长时间卧床引起的不适，也降低了治疗过程中施源器移位的可能。

（2）临床上使用高剂量率后装治疗的放射源体积小，施源器外径微型化，减轻了病人的不适和痛苦；用于组织间插植的插植针小，出血少。

（3）高剂量率后装治疗的计划优化高剂量率后装治疗时通过计算机控制放射源在体内某个部位的驻留时间来优化剂量分布，达到治疗的个体化。

（4）目前临床最常用的高剂量率后装治疗放射源是 $^{192}$Ir，$^{192}$Ir 平均能量 0.384 MV，半衰期 74 天，易于防护，且可加工成直径小于 1 mm 的微型源，是理想的高剂量率后装治疗放射源。

不过，高剂量率后装治疗时间短，不利于正常组织亚致死性损伤的修复和肿瘤细胞周期再分布与再氧合。同时，高剂量率后装放射源放射活性高，潜在危害大。

（七）放射性粒子组织间插植技术

放射性粒子组织间插植治疗是指在三维治疗计划系统指导下，将微型放射源（如 $^{125}I$）按一定间距种植在瘤体内，通过放射源持续发出的低能量 γ 射线杀死肿瘤细胞。

早期粒子植入的放射源均为释放中高能 γ 射线的核素，病人和医护人员无法防护。20 世纪 80 年代后期，低剂量率放射性粒子 $^{198}Au$、$^{125}I$ 和 $^{103}Pd$ 等相继问世，粒子植入技术才得以安全实施。目前临床最常用的粒子是 $^{125}I$、$^{125}I$ 发射的 γ 射线能量 35.5 kV，半衰期 60.14 天，在组织中最大辐射半径为 1.7 cm。

三维治疗计划系统是粒子植入的重要环节。通过 CT 或 MRI 获取病人影像资料，三维治疗计划系统根据已知放射源强度，计算出放射源粒子在瘤体内的分布和放疗剂量曲线，制订出精确的治疗计划，指导临床医师进行粒子植入。

粒子植入的方式有两种：图像引导下粒子植入和术中粒子植入。前者是指在CT 或 B 超引导下，根据治疗计划系统的要求向瘤体内植入放射性粒子。为确保植入的准确，通常在皮肤上固定一块模板，模板上带有间距 1 cm 横竖成行的小孔，穿刺针经小孔插入瘤体，这样可以保证各粒子相互平行且间距 1 cm。图像引导下粒子植入最常用于低危前列腺癌，疗效与手术相当。术中粒子植入则是通过手术暴露肿瘤病灶，对不能切除或术后残留的病灶进行粒子植入，如手术无法切除的胰腺癌粒子植入治疗。

（八）术中放射治疗技术

术中放射治疗（intraoperative radiotherapy，IORT）是对在手术过程中暴露出的肿瘤或瘤床进行单次大剂量（10~20 Gy）的照射。术中放疗技术结合了外科手术和放射治疗两大传统的肿瘤治疗手段。

由于肿瘤周围正常组织或器官的限制，体外照射很难达到控制肿瘤需要的剂量。术中放疗则由外科医生手术切除或暴露肿瘤，将射线直接对准肿瘤、残存病灶、瘤床及淋巴引流区进行照射，同时用特制的铅板遮挡肿瘤周围放射敏感的正常组织，或将正常组织置于照射野之外，以减少放射损伤。术中放疗单次大剂量，肿瘤受量高，正常组织损伤小，放疗反应轻，局部控制率高，主要用于治疗胰腺癌、胃癌、结直肠癌和膀胱癌等。

为了减少肿瘤后方正常组织的受照剂量，术中放疗常用穿透能力较弱的射线，如千伏级 X 线、电子线或后装放射源。目前大部分术中放疗使用加速器产生的电子线。

术中放疗也可作为肿瘤综合治疗的一部分，与体外放疗相结合。如先给予外照射 45 Gy，缩小肿瘤的体积，以便于手术切除；术中再对残余肿瘤、瘤床进行 20 Gy 单次大剂量的照射，以便最大可能地杀死肿瘤细胞。

（九）质子和重粒子放射治疗技术

重粒子指质量比光子、电子大的粒子，如快中子、质子、负 π 介子、氮、碳、氧、氖离子等。重粒子一般在回旋加速器中产生，其飞行速度可达到光速的80%以上，目前临床使用的重粒子治疗机有中子治疗机、质子治疗机和重离子治疗机等。

重粒子治疗近几年受到广泛关注，主要是因为：①物理学优势：重粒子在体内形成 Bragg 峰，从物理学上优化了剂量分布；②生物学优势：高射线增加放疗对肿瘤的生物学效应。

重粒子在介质中有一定的射程，当粒子束进入介质时，在介质表面能量损失较慢，随着深度的增加，粒子运动速度减慢，到达某一深度时粒子能量损失率突然增加，形成电离吸收峰，即 Bragg 峰。Bragg 峰处组织吸收剂量很高，而在峰区之前是低剂量的平坦区，峰区之后剂量迅速跌落至零。治疗肿瘤时可以通过改变 Bragg 峰的位置和宽度使其覆盖在肿瘤靶区，而峰区前后的正常组织受照射剂量很小，达到理想的三维适形剂量分布。

传能线密度（linear energy transfer，LET）指单位粒子径迹上的能量损失，其值大小正比离子线密度。光子、电子都是稀疏电离，属于低 LET 射线。重粒子是密集电离，属于高 LET 射线。不同射线生物学效应不同：①低射线照射肿瘤细胞时 DNA 损伤多为单链断裂，属亚致死性损伤，是可以修复的。高 LET 射线照射时肿瘤细胞产生大量的双链 DNA 断裂，属致死性损伤，难以修复，直接导致细胞死亡。②高 LET 射线杀灭肿瘤不依赖氧的浓度，而低射线照射时肿瘤放射敏感性与细胞含氧量有关，氧增强比定义为细胞乏氧和细胞富氧时产生相同生物效应时所需物理剂量之比，乏氧对低射线影响较大，即杀死乏氧细胞需要更高的剂量。乏氧对高射线影响较小，因此高射线可以通过减低氧的增强效应增加辐射的生物效应。③重粒子杀灭肿瘤不依赖细胞周期：不同分裂周期的细胞对射线敏感性不同，对于低 LET 射线，M 期和 $G_2$ 期的细胞对射线较敏感，而 G1 期次之，S 期细胞对低射线最抗拒。细胞周期对高 LET 射线放射敏感性影响较小，因此高 LET 射线可以通过克服细胞周期对放射线的影响提高肿瘤放射敏感性。

不同重粒子物理学和生物学特性不同，中子属高射线，具有高射线生物学特性，但中子不带电荷，不能产生 Bragg 峰，无物理学优势。质子带电荷，能产生 Bragg 峰，但仅比光子略高，无高 LET 射线的生物学特性。重离子质量大，不易被散射，能够产生比质子更优的剂量分布，且具有高射线的生物优势，因此近年来备受关注（尤其是碳离子）。

由于重粒子物理学和生物学的优势，目前临床上主要用于临近重要器官、增殖慢或对常规放疗抗拒的肿瘤，如前列腺癌、腺样囊性癌、颅底脊索瘤等。但其设备昂贵，目前临床难以普及，随着放疗技术和设备的发展，重粒子治疗必将在未来发挥巨大的作用。

# 第三节　放射生物学

　　放射生物学是从器官、组织细胞及分子水平研究不同性质电离辐射作用于生物体的即时效应、远期效应及其机制的学科，为提高放射治疗效果、降低正常组织损伤及放射防护提供理论依据。

　　放射生物学包括以下内容：射线对生物体的物理作用及生物作用，放射敏感性及其机制与应用，生物效应在分子、细胞、组织、器官水平的表现和修饰及其机制。通过放射生物学研究，提高对射线与机体相互作用的认识，优化放射治疗的靶体积确定和剂量给予方式，合理使用修饰剂，制订个体化的放射治疗方案，达到既根治肿瘤又无严重并发症的目的。

## 一、电离辐射对生物体的作用

　　射线可与介质原子相互作用而发生能量转移，但其对生物体的效应却并非仅仅由单纯的物理能量转移所致，还有因射线作用于介质产生的激发和电离，继而作用于生物大分子的继发效应。人体全身一次性接受 5 Gy 照射即可致死，但此时人体每克组织吸收的能量仅约为 $5\times10^4 erg/g = 5\times10^{-3} J$，若全部转化为热能，只使 1g 水升高 0.0012 ℃，也即全身照射 5 Gy 仅可使全身温度升高 0.0012 ℃，如此低的热量对人体几乎没有影响。由此可知，电离辐射作用于人体远非单纯的物理能量转移那么简单，而涉及更为复杂的继发效应。

### （一）电离辐射的直接作用和间接作用

#### 1. 电离辐射的直接作用

　　粒子或光子的能量被 DNA 或具有生物功能的其他分子直接吸收，可使生物分子发生化学变化，并导致机体损伤，电离辐射的这种作用称为直接作用。电离辐射对核酸大分子的直接作用，主要引起碱基的破坏或脱落、氢键破坏单链或双链断裂、螺旋结构中出现交联，或核酸之间、核酸与蛋白质之间出现交联。电离辐射对蛋白质的直接作用可引起蛋白质侧链发生变化，氢键、-二硫键断裂，导致高度卷曲的肽链出现不同程度的伸展，空间结构改变。辐射亦可直接破坏生物膜的分子结构，如线粒体膜、溶酶体膜、内质网膜、核膜和质膜等，从而干扰细胞器的正常功能。

只有当物质含水量极低时辐射效应的发生才是直接作用，因此关于电离辐射直接作用的实验研究都是在干燥状态或含水量很少的大分子或细胞上进行的。直接效应并不是辐射后细胞内生物效应的全部，如引起烟草斑纹病毒的辐射效应，在干燥状态下所需剂量要比含水时高 100～1000 倍。而在细胞正常生活状况下，生物大分子存在于大量水分子的环境中，因此，必须认识到直接作用不能解释活细胞内发生的全部生物效应。

2. 电离辐射的间接作用

辐射的能量向生物分子传递时，通过扩散的离子及自由基起作用而产生的生物学效应称为电离辐射的间接效应或间接作用。在辐射与生物体作用时，通过激发态分子分解、激发态分子与其他分子反应、离子自由基与中性分子的反应等多种途径，形成大量具有高反应性的自由基。由于生物系统是一个含水丰富的系统，因此生物分子的辐射损伤在很大程度上是由水电离产生的自由基作用的结果。电离产生的自由基如氢原子、羟基自由基、水合电子等活性粒子，与生物分子如蛋白质、核酸、酶等作用，致使生物体的功能、代谢与结构发生变化。因此，辐射产生的总效应中，主要是自由基引发的间接作用所致。

照射后自由基的产生会在很短的时间内完成，但是自由基从产生到生物效应的表现之间的时间跨度可以是数小时、数天，也可以是数月甚至数年，如细胞死亡可能发生在照射数小时或数天后，致癌性的效应可能延迟很多年出现，生殖细胞中致畸性的效应可能在几代之后才出现。

（二）射线质与相对生物效应

相对生物效应（relative biological effcctiveness，RBE）是衡量某种射线生物效应大小的指标，其定义是：在影响生物效应的其他因素都相同的情况下，用180～250 kV X 射线（通常取 250 kV 为标准）进行放射时，产生一定生物效应所需 X 射线剂量与产生同样效应的所需的另一种射线剂量之比。对于给定的生物效应终点和参考辐射，RBE 越大则该辐射的生物效应也越高。250 kV X 射线的 RBE 定为 1，则 $^{60}$Coγ 射线为 0.85～0.9，质子束 1.15～1.6。重粒子束的 RBE 与快中子束相似，为 3.0 左右。因此，高 LET 辐射比低 LET 辐射（如 X、γ 射线）的生物效应大。

电离辐射诱发的生物效应，不仅取决于某一特定时间内吸收的总剂量，而且还受能量分布的制约，沿离子径迹的空间能量分布决定某剂量所产生的生物效应的程度。X、γ 射线和电子等稀疏电离辐射，具有较低密度的能量沉积，而高 LET 是致密电离辐射，产生的局部电离密度大，损伤重，RBE 高，但 LET 继续增大，RBE 反而下降，这是由于一定损伤效应所需的电离达到饱和，继续增多的电离能量被浪费，形成所谓"超杀效应"。RBE 随所应用的生物效应（如克隆形成、DNA 双链断裂、染色体畸变、成纤维细胞转化等）及剂量率分次照射方式而不同。

RBE 的高低也会受到 DNA 损伤修复能力的影响，存在修复缺陷的细胞对高 LET 和低 LET 射线均敏感，其 RBE 差别缩小。

**二、电离辐射的细胞效应**

一般认为，射线对细胞产生致死性损伤的主要靶点是 DNA，DNA 的损伤也是后续一系列放射生物学效应产生的关键点。因此，阐述电离辐射对细胞的损伤效应也应从电离辐射导致的细胞 DNA 的损伤及其修复开始。

### (一) 辐射诱导的 DNA 损伤及修复

DNA 损伤有碱基损伤、DNA 链断裂（包括单链断裂和双链断裂两种形式）、DNA 链交联，其中双链断裂（double strand breaks，DSB）是主要致死事件。双链断裂可以是一次击中双链使之同时断裂或由两次分别击中 DNA 一条链并且相距不超过 10~20 个碱基对造成。正如前述，DNA 损伤主要是射线间接作用的结果。应用原子力显微镜研究证实，即使是高 LET 射线在含水状态下产生的 DNA 链断裂也数倍于干燥状态的 DNA。

### (二) 辐射诱导的细胞死亡

辐射诱导的致死性 DNA 损伤如果不能修复将导致细胞死亡，死亡的形式有间期死亡和有丝分裂死亡两种。前者是指细胞在进行下一次分裂之前死亡，包括坏死和凋亡；而后者是一种增殖性死亡。在临床放射生物学的研究中，判定细胞是否存活的标准为细胞是否具有无限增殖的能力。经过照射以后，细胞或许仍然保持完好状态，能够合成新的 DNA 和蛋白质，甚至能进行一两次细胞分裂，但如果它丧失了无限增殖的能力，细胞就被认为已经死亡，称为增殖性死亡。失去了无限增殖能力的细胞在体外培养时不能形成克隆（clone，即由单个细胞分裂形成大于等于 50 个细胞的群落），故增殖性死亡也称为克隆源性死亡。还有些干细胞受照射后发生终末分化，也丧失无限增殖能力。研究证据表明，无论对于哪种形式的细胞死亡，电离辐射对细胞染色体 DNA 的不可修复的损伤都是关键原因。辐射造成的细胞死亡更多见于那些分裂较为活跃的细胞，不进行分裂的细胞也会死亡，但相比前者其对放射线更加抗拒。

## （三）细胞存活曲线

为了定量分析辐射的细胞效应，将照射剂量与细胞生存率的对数作图，获得细胞存活曲线。体外培养细胞的存活曲线是将细胞照射不同的剂量后培养一定时间，计数克隆获得存活分数（surviving fraction，SF），通过数学模型拟合得到。其方法如下：细胞培养至指数生长状态，消化成单细胞悬液计数，按不同剂量分组，分别接种不同的细胞数，按一定的剂量梯度照射后，培养 1～2 周，计数各剂量组的克隆数，计算得出相应的存活分数。

## （四）细胞周期时相与放射敏感性

细胞的放射敏感性是细胞受照射后的存活能力，是细胞内在的固有特性，不同的细胞具有不同的细胞生物学行为和遗传性状，其放射敏感性不同。放射敏感性也称细胞内在放射敏感性或固有放射敏感性。

利用离体培养分裂细胞的同步化技术来研究不同时相细胞的放射敏感性，结果发现：细胞周期不同时相，敏感性不同，按细胞死亡为标准，不同时相敏感性依次为 M、$G_2$、$G_{0/1}$、S 期，M 期最敏感，S 期最抗拒。S 期有大量参与 DNA 复制的酶，也是 DNA 损伤修复的组分，因此具备很强的修复能力。在放射治疗中，一次照射后细胞时相总体趋于同步化，因为存活的细胞主要处于放射抗拒的时相。分次照射的间隔，其中一部分细胞会进入放射敏感的时相，这种时相的再分布对细胞对分次放射治疗的敏感性是十分重要的。

除细胞 DNA 损伤修复能力、细胞周期时相之外，细胞分化程度、氧化应激能力、细胞信号传导通路、线粒体数量、功能，端粒长度及端粒复合体的功能等均与放射敏感性相关。对于肿瘤细胞而言，不同的个体、不同来源的肿瘤其放射敏感性不同，表现为在一定的剂量、时间和照射野内，各种肿瘤接受放射线的照射而产生程度不同的反应，此过程受许多因素的影响，这些因素有肿瘤的内在因素（内在放射敏感性），也有周围微环境及宿主因素等。

评价肿瘤细胞放射敏感性的指标以 $D_0$（即平均致死剂量）为标准，通常认为，$D_0 \leq 1.8$ Gy 为放射敏感，$D_0 \geq 3.0$ Gy 为放射抗拒，$D_0$ 在 $1.8 \sim 3.0$ Gy 之间为中度放射敏感。也有应用 SF2 来评价（即照射 2 Gy 的细胞存活率），SF2 $\leq 0.3$ 为放射敏感，SF2 $\geq 0.5$ 为放射抗拒。

### 三、分次放射治疗的生物学基础

早期临床实践发现如果将一次照射的剂量分次给予，那么副反应会减轻。随着放射生物学及相关学科研究的发展，形成目前临床上放射治疗的常规方式：每次照射 2 Gy，每天 1 次，每周 5 次。由此也奠定了分次放疗的生物学基础："4R"，即是修复（Repair），再氧化（Reoxygenation），再分布（Redistribution），再增殖（Regeneration）。

### （一）亚致死性损伤的修复（repair of sublethal damage）

细胞生存曲线在低剂量部分的肩区表明细胞具有修复一部分损伤的能力。1960 年艾尔金德（Elkind）发现将剂量分两次间隔定时间照射比次照射的存活率高，证实这种修复存在，称为亚致死性损伤的修复。完全修复需要 6 小时，由于正常组织有比肿瘤组织更强的修复能力，常规 2 Gy 照射存活曲线有较小的差异，但经过几十次照射，差异被指数放大，为无并发症的肿瘤控制提供了可能。但对于高 LET 射线，因其细胞存活曲线没有肩区，必须有合适的分次剂量才可以减轻正常组织的反应。

### （二）细胞周期内时相的再分布（redistribution within the cell cycle phase）

肿瘤细胞分裂增殖旺盛，特别是倍增时间短的肿瘤生长比例高。不同肿瘤的生长比例不同，同一肿瘤不同体积生长比例也不同。根据肿瘤生长的 Gompertz 模型，肿瘤细胞早期呈指数生长，当肿瘤达到最大负荷的37%时，生长比例达到高峰，以后随着肿瘤体积的增大，其生长比例不断下降。

M 期和 $G_2$ 期细胞对射线高度敏感，生长比例越高对放射敏感的细胞群越多，照射后细胞丢失越多，肿瘤体积越随之缩小。一方面由于细胞周期进程，照射后不敏感的细胞周期时相逐渐进入敏感时相，另一方面，随着肿瘤体积缩小，生长比例增大，更多的放射不敏感 G 期细胞进入细胞周期进程中，提高了肿瘤对下一次照射的敏感性。对更新快的早反应正常组织而言，这一效应同样存在，这是放疗后急性反应产生的原因之一。而晚反应组织增殖慢，该效应不明显。

（三）乏氧细胞的再氧合（reoxygenation of tumors）

氧在组织中的弥散距离为 150～180 μm，肿瘤组织由于生长迅速而肿瘤新生血管发育不良，血供不足，瘤体超过一定体积时肿瘤细胞即逐渐处于乏氧状态。乏氧细胞对放射抗拒，在较小的放射剂量下不被杀灭，但随着多次照射后，靠近微血管氧合好的敏感细胞被杀灭而丢失，氧到乏氧细胞的弥散距离缩短，血管与肿瘤细胞的相对比例增加，同时肿瘤内压力减小，肿瘤微血管血流量增加，原来乏氧的细胞变成氧合好的细胞，放射敏感性增加。正常组织氧合好，不存在再氧合增敏效应，因而分次放疗的再氧合进一步扩大了肿瘤组织和正常组织辐射效应的差别。

（四）再群体化（repopulation of cells in tissue）

组织辐射损伤后，应激激活基因表达增加并产生大量细胞因子、炎症介质，动员照射野外，甚至远处的干细胞向损伤部位募集，并促进照射野内残存细胞增殖和功能分化，直至修复组织损伤，此时在自稳态调节下，再群体化终止。肿瘤组织不但由体液因子参与诱导再群体化，还由于随肿瘤体积缩小，生长比例增加，出现再群体化加速。

分次放疗期间，再群体化有利于正常组织修复损伤，但不利于肿瘤控制，因此临床放疗中应避免不必要的疗程延长。必要时在平衡正常组织耐受量的前提下增加肿瘤剂量，弥补肿瘤控制概率的下降。

对于低 LET 射线，分次放疗"4R"扩大了正常组织与肿瘤组织对射线的效应差别并逐次放大，从而达到无并发症肿瘤控制。为了进一步利用分次放疗产生的正常组织与肿瘤组织的效应差别，其他分次放疗方案也被应用到临床。在头颈部肿瘤中证实，与常规放疗相比，超分割放疗可以提高总生存率。由于射线质的差异，分次放疗的相关特性和优势对于高 LET 射线则不适用。

## 四、正常组织及器官的放射反应

正常组织细胞的生长规律不同于肿瘤细胞，其对射线的反应亦不同于肿瘤细胞。实际的放射治疗过程中不可避免地会照射到正常组织，因此必须了解正常组织器官的放射反应才可以在保证放射治疗疗效的同时尽量减少并发症的出现。

### （一）正常组织的结构组分（早反应组织、晚反应组织）

根据正常组织的组织结构、放射反应的特点和发生时间，将其分为早反应组织和晚反应组织。早反应组织特点是组织更新快，因而损伤很快就表现出来。如皮肤更新时间 7~21 天，皮肤黏膜组织受照射后短期内功能细胞群耗竭，发生剥脱，残存的干细胞通过加速增殖和分化，修复组织损伤，恢复其上皮组织的功能。晚反应组织更新时间极其缓慢甚至终生没有更新，组织的放射损伤效应很长时间才表现出来，如神经损伤、肾衰竭、小肠穿孔和纤维化。晚反应与照射的分次剂量、总剂量有关，在一定总剂量范围内，小分次剂量照射很少引起晚反应发生。

早反应和晚反应的发生在时间上是连续的，既有细胞因素也有体液因素参与，这两种因素分别以不同的表现形式在放射治疗的不同阶段发挥主导作用。

## （二）正常组织器官的体积效应

对于正常组织器官，根据其次级功能单位的排列方式可以被大致划分为"平行"组织结构器官和"串联"组织结构器官。前者以肺、肾和肝脏等为代表，其特点是少量功能性亚单位失活不会导致整个器官功能的丧失；后者以脊髓、肠道等为代表，其特点是一个亚单位的失活便可导致整个器官生理功能的丧失。

正常组织受照射体积的大小不会影响细胞放射敏感性，但却会很大程度上影响到临床耐受性。平行组织结构器官有强大的功能储备，故即使在局部小范围大剂量照射的情况下也可以正常执行生理功能，但此体积范围仍存在着一个阈值。体积小于阈值，器官不会发生功能性损害，超过阈值，便会发生不同程度的功能性损害。串联组织结构器官中一个亚单位受到超过其耐受阈值的高剂量照射就会使整个器官出现不同程度功能损害，哪怕仅仅是很小的剂量热点。如果射线剂量一定，其功能损伤出现的可能性便会随着组织的受照射体积增加而增大。以平行串联组织结构为基础的体积效应模型可以解释很多问题，但也存在着一定的局限性。因为事实上各器官的构造要复杂得多，而非单纯的平行或者串联，也并非所有的器官都可以归入这两类。

## （三）正常组织器官放射耐受性

正常组织器官放射耐受性影响着放射治疗计划的制订和实施，如何避免超过其耐受水平而发生严重并发症，是放射治疗中不得不考虑的一个重要问题。受照射的正常组织发生特定并发症的概率，由于受到个体差异和统计学波动的影响而具有相当大的不确定性，但是放射学家可以根据实践经验对放疗中的可能的耐受阈值做出估计。放射治疗中对"可以接受的耐受性"的判断，需要从放疗的预期效果出发，综合考虑其他治疗方法的可能性而取一个最佳的结合点。很严重的并发症（如截瘫）即使概率很小也是不能接受的，而不太影响生活质量的并发症（如肌肉损伤）则可有较大的考虑空间。

早期反应、晚期反应之间的不平行也常常使得耐受剂量难以界定，实践中晚期反应一般更为重要，因为很多是不可逆的甚至致命性的。由于早晚期反应对剂量分割的依赖性不同，因此应该选取合适的分次剂量和照射次数以降低严重的晚期反应的发生概率。

## （四）正常组织器官的放射损伤

正常组织细胞由实质细胞、间质细胞和细胞外基质组成。实质细胞根据其增殖能力分为 3 种。①干细胞：具有无限分裂能力，能不断分裂产生功能分化细胞，同时保持自身干细胞特征和数量稳定；②未成熟分化细胞：干细胞和分化的功能细胞之间的过渡阶段，有一定的分裂能力，但最终形成终末分化细胞；③功能细胞或分化细胞：是执行组织器官功能的功能单元细胞，正常功能状态下由干细胞不断分裂补充，维持功能细胞数量的稳态。

在放射生物学中，根据组织中细胞的状态，将组织分为更新组织、灵活组织和不更新组织。更新组织具有上述 3 个细胞层次，灵活组织的功能细胞同时具有分化细胞的功能和增殖能力，刺激后可增殖补充功能细胞，如肝脏。不更新组织的实质细胞基本是终末分化的功能细胞，无增殖能力也无更新能力，如神经、横纹肌、心肌组织等。相同剂量的照射作用于 3 种类型的组织会有不同的损伤效应。

组织器官的放射损伤包括细胞病理学过程和体液病理学过程。前者以实质细胞受损死亡或增生为主，后者以细胞因子持续改变并继发级联效应为主。两者共同存在并相互影响，但在发生放射损伤的不同组织器官或不同阶段，这两种病理学过程主次不同。

此外，在微血管丰富的正常组织，辐射也可诱导微血管内皮凋亡，提示内皮细胞是辐射损伤的靶细胞之一。在对神经组织的放射损伤研究中发现，血管内皮细胞和胶质细胞比神经细胞敏感。正常组织间质细胞中，血管平滑肌细胞和间质成纤维细胞亦是正常组织辐射损伤反应的重要靶细胞。受照射后这些细胞部分死亡，而存活细胞则增殖阻塞微血管，并有持续的基因应激表达，参与一系列体液病理学过程。

正常组织的放射损伤将导致该组织器官的功能障碍，如果功能障碍不致残或不危及生命，需权衡肿瘤控制的获益与放射损伤对生活质量的影响。但重要组织器官的放射损伤若会危及生命或致残如放射性肺损伤致呼吸衰竭、放射性胃肠溃疡致穿孔（难以治愈）、放射性脑干脊髓损伤致截瘫等是不可接受的，在制订放疗计划和执行放疗时必须避免。

# 参考文献

[1]  詹思延. 流行病学[M]. 7 版. 北京:人民卫生出版社,2007.

[2]  游伟程. 医学流行病学[M]. 4 版. 北京:人民卫生出版社,2006.

[3]  唐劲天. 临床肿瘤学概论[M]. 北京:清华大学出版社,2011.

[4]  朱雄增,蒋国梁. 临床肿瘤学概论[M]. 上海:复旦大学出版社,2005.

[5]  王冠军,赫捷. 肿瘤学概论[M]. 北京:人民卫生出版社,2013.

[6]  曾益新. 肿瘤学[M]. 4 版. 北京:人民卫生出版社,2014.

[7]  万德森. 临床肿瘤学[M]. 4 版. 科学出版社,2015.

[8]  汤钊猷. 现代肿瘤学[M]. 3 版. 上海:复旦大学出版社,2011.

[9]  魏于全. 肿瘤学[M]. 2 版. 北京:人民卫生出版社,2015.